Ayuno Intermitente

Obtén Un Cuerpo Delgado Perfecto Y Un Estilo De Vida De Desintoxicación (5:2 Dieta Para Bajar De Peso, Tonificar Y Adelgazar)

Luca Vega

Publicado Por Daniel Heath

© Luca Vega

Todos los derechos reservados

Ayuno Intermitente: Obtén Un Cuerpo Delgado Perfecto Y Un Estilo De Vida De Desintoxicación (5:2 Dieta Para Bajar De Peso, Tonificar Y Adelgazar)

ISBN 978-1-989808-08-5

Este documento está orientado a proporcionar información exacta y confiable con respecto al tema y asunto que trata. La publicación se vende con la idea de que el editor no esté obligado a prestar contabilidad, permitida oficialmente, u otros servicios cualificados. Si se necesita asesoramiento, legal o profesional, debería solicitar a una persona con experiencia en la profesión.

Desde una Declaración de Principios aceptada y aprobada tanto por un comité de la American Bar Association (el Colegio de Abogados de Estados Unidos) como por un comité de editores y asociaciones.

No se permite la reproducción, duplicado o transmisión de cualquier parte de este documento en cualquier medio electrónico o formato impreso. Se prohíbe de forma estricta la grabación de esta publicación así como tampoco se permite cualquier almacenamiento de este documento sin permiso escrito del editor. Todos los derechos reservados.

Se establece que la información que contiene este documento es veraz y coherente, ya que cualquier responsabilidad, en términos de falta de atención o de otro tipo, por el uso o abuso de cualquier política, proceso o dirección contenida en este documento será responsabilidad exclusiva y absoluta del lector receptor. Bajo ninguna circunstancia se hará responsable o culpable de forma legal al editor por cualquier reparación, daños o pérdida monetaria debido a la información aquí contenida, ya sea de forma directa o indirectamente.

Los respectivos autores son propietarios de todos los derechos de autor que no están en posesión del editor.

La información aquí contenida se ofrece únicamente con fines informativos y, como tal, es universal. La presentación de la información se realiza sin contrato ni ningún tipo de garantía.

Las marcas registradas utilizadas son sin ningún tipo de consentimiento y la publicación de la marca registrada es sin el permiso o respaldo del propietario de esta. Todas las marcas registradas y demás marcas incluidas en este libro son solo para fines de aclaración y son propiedad de los mismos propietarios, no están afiliadas a este documento.

TABLA DE CONTENIDO

Parte 1 1
Introducción 2
¿Cómo Funciona La Dieta Rápida? 4
La Ciencia Y Los Beneficios Para La Salud De La Dieta Rápida 6
Consejos Prácticos Para Mantenerse En El Buen Camino 12
Sobre Las Recetas 17
Comida De 100 Calorías 18
DESAYUNO DE 100 CALORÍAS 18
Huevos Envueltos *19*
Batido De Frambuesa Y Melocotón *22*
Waffles De Avena Y Vainilla *24*
Tomate Con Rellenosorpresa *27*
Salsa Dulce Y Picante Al Amanecer *30*
Mantequilla De Almendra Tostada Y Fruta Para Untar *32*
Hash Browns Caseros *34*
Omelet De Huevo Con Jamón Y Espinaca *36*
ALMUERZO DE 100 CALORÍAS 37
Ensalada Oriental De Atún A La Plancha *37*
Rollos De Bistec *39*
Súper Stroganoff De Champiñones *42*
Sabores De La Sopa De Zanahoria De Otoño *44*
Queso A La Parrilla Con Un Toque De Ternera *46*
Wraps De Pollo Estilo Isla *48*
Ensalada De Sandía De Menta Con Feta Y Aceitunas *51*
Fletán Celestial Con Ensalada De Brócoli *53*
CENADE 100 CALORÍAS 55
Sabroso Envoltorio De Pescado Picante *56*
Estofado De Berenjena Baby *59*
Salmón Y Espárragos Al Horno *61*
Pollo Al Curry Con 4 Ingredientes *63*
Camaronescon Chipotle Ala Parrilla *65*
Tortilla De Pollo Y Vegetales Crudos *68*
Sencillas Vieiras En Salsa *71*
Pasta De Vegetales *73*
Sopa Vegetariana Súper Rápida *75*
DESAYUNODE 200 CALORÍAS 77

Nachos Para El Desayuno Ultimate *77*
Pastel De Calabazabatido *79*
Tostada Gourmet De Ricotta Y Miel *81*
Burrito De Vegetales Sin Huevos *83*
Panecillo De Melocotón Inflado *86*
Envueltos De Queso Cremapara El Desayuno *89*
Parfatde Kiwi Y Fresa *92*
Manzana, Canela Y Quinua *94*
ALMUERZO DE 200 CALORÍAS *95*
Ensalada De Maíz Y Aguacate A La Parrilla *96*
Tilapia Con Salsa De Jalapeño Y Coco *99*
Salsa De Pollo Y Brócoli *101*
Rollitos De Primavera Tropical Con Miel De Vainilla *103*
Sopa Fría De Pepino Y Rábano *106*
Envolturas De Papaya Dulce Y Picante De Camarón *109*
Salmón Al Horno Con Tomate Y Champiñones *112*
Salteado De Carne En Un Abrir Y Cerrar De Ojos *115*
Salsa Frutal De Maíz Con Aderezo De Cítricos *118*
CENA DE 200 CALORÍAS *120*
Ensalada De Carneal Estilo Asiático *121*
Sopa Cremosa De Pollo Y Arroz *123*
Arroz Con Cilantro Y Camarones Al Estilo Isleño *125*
Sabroso Curry De Garbanzos *128*
Pizza Elegante Perfectamentepersonalizada *132*
Quinua Y Tomates Secos *136*
Lomo De Cerdo Con Una Picadilla De Manzana Y Papa *138*
Vieiras A La Sartén Con Guisantes Y Cuscús De Cítricos *141*
DESAYUNO CON MENOS DE 300 CALORÍAS *143*
Tostadas Francesas Con Un Toque Afrutado *144*
Desayuno De Huevo, Col Rizada Y Tocino Bonanza *147*

Conclusión 151

Parte 2 153

Introducción 154

Capítulo 1 - ¿Qué Es La Dieta 5:2? 156

Capítulo 2-¿Porqué Fue Creada La Dieta 5:2? 159

Capítulo 3 -¿Porqué El Ayuno Es Tan Efectivo Para La Pérdida De Peso? 162

Capítulo 4-¿Cómo Funciona La Dieta 5:2? 171

Capítulo 5 -¿Qué Comer En Días De Ayuno? 175

Capítulo 6 –Once Consejos Rápidos Que Te Ayudarán A Tener Éxito Con La Dieta 5:2 177

Capítulo 7 -¿Qué Esperar De La Dieta 5:2?... 184

Capítulo 8 –La Dieta 5:2 Y El Entrenamiento De Alta Intensidad.................. 188

Capítulo 9 -¿Cómo Mantener Tu Peso Ideal? 191

Capítulo 10 –Recetas De 30 Minutos Para Los Días De Ayuno Con Menos De 500 Calorías 192

TOMATE Y CALABACÍN HORNEADO CON HUEVOS Y ALBAHACA. 193
HONGO PORTOBELLO Y NIDO DE ESPINACAS CON HUEVO 194
CREMA DE PLÁTANO Y FRESA CON CANELA 196
PIMIENTOS ROJOS ASADOS, ALCACHOFAS Y SOUFFLÉ DE ALBAHACA 197
RICOTTAFRITTATA DE ESPINACAS Y CALABACÍN 199
ENSALADA MAÑANERA DE TORONJA Y PISTACHO 201
TOMATES SECOS Y OMELETTE DE QUESO FETA 202
CANGREJO Y AGUACATE SALADO 204
FILETE DULCE CON SALSA DE BARBACOA 208
CURRY DE PIÑA CON ALBÓNDIGAS DE PAVO 211
FILETE CON SALSA DE HIERBAS PICANTES 213
FILETES DE PUERCO Y FRUTAS.. 215
CONCLUSIÓN 217

Parte 1

Introducción

Así que, te subiste a la báscula y rápidamente saltaste de nuevo, la reajustaste y volviste a intentarlo (sí, todos lo hacemos), pero desgraciadamente, es cierto - estás subiendo unos cuantos kilos. Pero en lugar de revolcarse en la miseria mientras masticas ese último trozo de pastel de chocolate, decides hacer algo al respecto. En toda tu gloria proactiva, aceleras el ordenador y caes a salvo en los brazos de Google, tu amigo de confianza que nunca te ha defraudado. Pero... ¡DECEPCIÓN! - El mundo cibernético está lleno de desintoxicación y dietas líquidas y rápidamente sientes que tu corazón se hunde en tu barriga. Porque seamos honestos, ¿quién tiene la fuerza de voluntad para soportar un ayuno líquido de 3 días en el que nada pasa por tus labios más que agua y algún que otro jugo de fruta? Yo no, y estoy seguro de que hablo en nombre de muchas personas cuando digo: ¡no hay manera! Incluso si usted puede superar el hambre voraz y los dolores de cabeza, las náuseas y los mareos, ¿qué sucede cuando se detiene el ayuno? Bueno, si te pareces en algo a mí, te acobardas y recuperas lo que perdiste, así como unos kilos o dos más por tus problemas. Simplemente no vale la pena, principalmente porque no es sostenible.

Para que una dieta sea eficaz, debe ser sostenible. Estoy seguro de que no te estoy diciendo nada nuevo aquí. Usted SABE que las dietas, píldoras y pociones que prometen que perderá 10 kilos en una semana te están afectando. Usted lo sabe, así que ¿por qué caemos tan a menudo en la trampa de creer todo el marketing? Bueno, es porque la gente que quiere perder peso está desesperada por una solución rápida, desesperada por no tener que vivir con palitos de zanahoria y apio durante meses y desesperada por no tener que pasar la mayor parte de sus días mirando la misma pared mientras corren durante kilómetros en una cinta de correr. Estamos tan desesperados que intentaremos cualquier cosa con la esperanza de que "tal vez ésta funcione".

Bueno, ¡estoy aquí para educarte sobre un cambio de estilo de vida que te transformará - mente, cuerpo y alma! No más alimentos prohibidos. No más vivir de comida de conejo. No más beber tu cena. Y lo más importante, ¡no más peso! Voy a presentarles la **Dieta Rápida** - un plan revolucionario de pérdida de peso que funciona, es sostenible ypuede ser respaldado por la ciencia - ¿ahora eso marca todas las casillas o qué?

¿Cómo funciona la dieta rápida?

Soy una chica sencilla y lo que más me gusta de la *dieta rápida* es que no estás atascado por una tonelada de reglas (¿sólo come proteínas con verduras y un poco de carbohidratos, o no tiene carbohidratos y un poco de lácteos?) - Rápidamente te confundes y se convierte en demasiado esfuerzo para mantener.

¡La dieta rápida es la simplicidad personificada! Incorpora una práctica llamada *ayuno intermitente*, algo que ha sido utilizado por muchas culturas y religiones durante siglos. Básicamente, la única regla de esta dieta es que usted debe ayunar durante 2 días no consecutivos de una semana entera. Durante los otros 5 días de la semana, usted puede reanudar sus patrones normales dealimentación.

Ahora, antes de que apagues el Kindle o tires este libro por frustración de ser otra dieta de hambre, escúchame. "Ayunar no significa morirse de hambre, ¡no puedo dejar de insistir en ello! En sus días de ayuno usted simplemente está limitado en las calorías que puede consumir. Para los hombres tiene un límite de 600 calorías y para las mujeres, 500 calorías. Sé que esto parece una cantidad insignificante, pero te prometo que una vez que termines de leer las increíbles recetas de este libro y te des cuenta de lo mucho que puedes hacer con 5/600 calorías en un día, teconvertirás.

El ayuno y las comidas bajas en calorías NO significan que usted comprometa el sabor y la calidad de sus comidas - simplemente significa que necesita permitir que sus creativos dotes culinarios fluyan para preparar algo más emocionante que la col hervida durante 2 días. Y créanme, este libro está lleno de comidas excitantes, tentadoras y apetitosas para mantenerlos satisfechos desde la mañana hasta la noche en sus días de ayuno.

La ciencia y los beneficios para la salud de la dieta rápida

¿Todavía no está convencido? Permítanme contarles un poco más sobre la ciencia que hay detrás de esta dieta.

La pérdida de peso saludable tiene sus raíces en el sentido común y ese es el resultado final. Como regla general, si la pierde rápidamente, la recuperará rápidamente. Debido a que la dieta rápida le permite disfrutar de sus alimentos favoritos y no encierra a ningún grupo de alimentos en cuarentena, es mucho más fácil de mantener a largo plazo. La pérdida de peso puede ser un poco más lenta, pero es constante y permanente. Sin mencionar tu bienestar psicológico. Cuántos de nosotros nos odiamos a nosotros mismos y nos flagelamos mentalmente y nos azotamos a nosotros mismos cuandohacemos trampas en una dieta (no importa cuán grande o pequeña sea la trampa). Nos sentimos como un fracaso. Nuestroya frágil amor propio y autoestima recibe un nuevo golpe y eventualmente rompe nuestra confianza. Al hacer que todo sea permitido, muchas personas encuentran que sus antojos por todas las cosas equivocadas disminuyen. Lo único que hace la prohibición de un alimento es convertirlo en la tentación prohibida más deliciosa y lo único que se quiere, es más. En serio, dígase a sí mismo que no puede comer chocolate y que va a dominar cada minuto de su día hasta que se le caiga una losa entera. Yup -CHOCOLATE!

Con la *dieta rápida*, lo que comes en los días que no son de ayuno depende totalmente de ti - puedes tener tu pastel y comerlo (¡e incluso lamer el plato si quieres!). Ahora no me malinterpreten, ciertamente no estoy sugiriendo que coman pizza para el desayuno, pastel para el almuerzo y pasteles para la cena con una orden de McDonald's en los 5 días libres (recuerden el sentido común). Lo que sí significa es que, si sientes como un "deleite/trampa", puedes tenerlo sin la culpa que te acompaña y sin descarrilar toda tu dieta. La *dieta rápida* te da la libertad de disfrutar de los alimentos favoritos que te gustan (con moderación) mientras sigues con tu dieta - ¡sólo recuerda que, con cualquier libertad, viene la responsabilidad!

La dieta rápida realmente pone de relieve la psicología inversa en su mejor momento y, ya sabes, ¡funciona! ¡Cuando se tiene algo malsano, la gente tiende a comer menos de lo que come cuando está firmemente escrito en la lista de tabúes en un marcador permanente grande y gordo! Los principios de la dieta son simples - si usted quiere perder peso, simplemente consuma menos de lo que su cuerpo utiliza. De esta manera su cuerpo se ve forzado a aprovechar las exuberantes reservas de grasa de sus muslos con hoyuelos para obtener energía y el resultado es la pérdida de peso. Todo este proceso se llama cetosis y es esto lo que le ayuda a perder grasa y mejora la capacidad de su cuerpo para desintoxicarsenaturalmente.

La dieta rápida con su *ayuno intermitente*

controlado no se trata sólo de encajar en ese par de jeans delgados o esculpir un cuerpo de bikini mecedor para el verano, sino que también cuenta con algunos beneficios de salud realmente impresionantes que deberían hacer que te sientes y te des cuenta. La investigación científica ha demostrado que hay beneficios tangibles y definitivos en la dieta rápida que van mucho más allá de la pérdida de peso.

El ayuno intermitente puede transformar no sólo su cuerpo, sino toda su forma de vida. Usted experimentará un cambio en su actitud hacia la comida y los hábitos alimenticios saludablescomenzarán a formarse naturalmente. Comer pequeñas comidas a lo largo del día ayuda a estimular su metabolismo y mantiene su cuerpo funcionando de manera óptima. Disfrutará de una mejor salud mental y psicológica y una sensación general de bienestar se asentará sobre usted. Se ha demostrado que el ayuno realmente permite promover el crecimiento de nuevas células nerviosas en el cerebro, lo cual es esencial para la memoria, el aprendizaje, el enfoque y la concentración. Además, los devotos lo han llamado la "dieta feliz" porque se sienten más positivos, lúcidos y alegres. La dieta rápida ayuda a reducir la presión arterial y los niveles de colesterol y, en consecuencia, reduce los riesgos asociados con las enfermedades cardíacas. Ofrece protección contra enfermedades neurodegenerativas como el Alzheimer y el Parkinson, y se ha demostrado provisionalmente que tiene vínculos positivos con la prevención delcáncer.

Ya que las comidas regulares ayudan a estabilizar los niveles de azúcar en la sangre, la dieta rápida juega un papel importante para evitar la diabetes. También se ha demostrado que el ayuno redirige el consumo de energía del cuerpo hacia el sistema inmunológico, fortaleciéndolo, lo que mejora nuestra capacidad para combatir las enfermedades. La ciencia no miente y los hechos hablan por sí mismos.

Dicho esto, no sería un autor responsable si no

emitiera una advertencia cautelar. Esta dieta no se recomienda para ciertos grupos demográficos. Si usted es diabético, está embarazada o amamantando, tiene menos de 18 años o tiene cualquier otro problema de salud (como reflujo gastrointestinal) que requiera laingesta regular de alimentos para controlarlo, no debe embarcarse en esta dieta. Y puesto que el buen sentido común es un tema recurrente en este libro, siempre es una buena idea consultar a su médico antes de embarcarse en cualquier nueva dieta o régimen deejercicio.

Consejos prácticos para mantenerse en el buen camino

Así que todavía estás leyendo...eso significa que eres serio acerca de hacer un cambio, pero ahora la gran pregunta - ¿CÓMO? Toda esta información puede parecer un poco abrumadora al principio, así que aquí hay algunos consejos prácticos realmente útiles para salir de los bloqueos iniciales de la dietarápida.

Como con cualquier cosa planeada de antemano, está advertido y un poco de planificación previa es de gran ayuda para asegurar una transición sin problemas a esta forma de vida. Es mejor planear sus días de ayuno con anticipación, así como elmenúque va a seguir. Asegúrese de que su cocina esté llena de lo que necesita antes de un día de ayuno para que no se sienta tentado por viajes de última hora a las tiendas cuando esté teniendo un día de calorías reducidas. NUNCA compre en un día de ayuno - a menos que tenga una voluntad de hierro (¡lo cual pocos de nosotros poseemos!). Se recomienda ayunar en los días en que se sabe que se va a estar muy ocupado, de esa manera la comida no es lo más importante en su mente. No planifique días de ayuno en los días en que sabe que tiene compromisos sociales y si uno de ellos aparece inesperadamente, puede cambiar su día de ayuno (los días de ayuno pueden ser cualquier día que le convenga, no tienen que ser los mismos todas las semanas) - ¡no se prepare para fracasar, sino más bien planifique con anticipación para tener éxito!

En los días de ayuno usted puede manejar sus calorías como crea conveniente, así que, si esa rebanada de pastel se ve bien, usted puede comerla, pero va a ser un largo y hambriento resto de día. **Trate de dividir sus calorías en partes iguales a lo largo del día para evitar el hambre.** La nutrición regular es lo que tu cuerpo anhela, así que dale lo que necesita. Las deliciosas y creativas recetas de este libro le darán un gran punto de partida para esto. Cuanto más creativa y sabrosa sea la comida, menos se sentirá como una dieta y más fácil será seguirla. Experimente con sabores, texturas, hierbas, especias y condimentos - nunca se sabe, ¡puede que simplemente le dé al oroculinario!

Trate de no volverse loco comiendo exageradamente en sus días de no ayuno. Prepararse para un día de ayuno no es la respuesta. Usted sólo estira el estómago y termina sintiéndose más hambriento y todo lo que comió el día anterior simplemente se almacenará como grasa de todos modos. El objetivo de esta dieta es tratar de redefinir su relación poco saludable con los alimentos y establecer parámetros más saludables en su lugar. Se cree que ser "forzado" a pensar cuidadosamente sobre su comida en los días de ayuno y tomar conciencia de elegir alimentos que sean más nutritivos conduce a mejores opciones de comida en los días que no son deayuno.

¡¡¡¡HIDRATAR!!!!! Bebe agua...bébela a menudo...bebe mucho....¡fin! Elagua potable es crucial - te llena y es necesaria en la reacción química de la quema de grasa.

Así que asegúrate de beber tus 8 vasos. Si no puedes aguantar el agua, puedes darle vida con un poco de limón fresco u otro zumo de cítricos, como te guste - ¡sólo bébelo! ¡El agua caliente de limón también es una gran anti-hambre entre comidas!

El ejercicio es importante para todos, con dieta o sin ella, PERO hay que recordar que en los días de ayuno tu cuerpo no va a recibir suficiente combustible para manejar entrenamientos largos o extenuantes - más bien guarda los de los otros 5 días y trata de descansar en los días de ayuno (la mayoría de los programas de ejercicio recomiendan los días de descanso de todos modos, así que sólo hace falta un poco de planificación para coordinar). Para todos los conejitos del gimnasio que tienen que estar absolutamente activos, pruebe una caminata corta y enérgica o algo ligero en los días de ayuno. También es muy importante recordar que el ejercicio estimula el apetito y usted puede sentirse especialmente hambriento después de un entrenamiento en un día de ayuno y más propenso a comer en exceso o exceder su cuota de calorías. La mayoría de nosotros siempre nos quejamos de que nunca tenemos tiempo para oler las rosas - bueno, aquí está tu excusa/razón/motivación - por la presente declaro días dedescanso!

Siguiendo con esto, duerme lo suficiente, duerme, duerme, duerme, duerme, duerme. Su capacidad para perder peso se ve seriamente impedida cuando está cansado, ya que los alimentos reconfortantes azucarados, almidonados y cargados de calorías se vuelven infinitamente másatractivos.

Haga de las comidas un evento - ¡el hecho de que usted esté comiendo porciones más pequeñas no significa que tenga que merodear vergonzosamente en la cocina, devorando su comida por encima del lavaplatos! Distribuya su comida y colóquela estéticamente en el plato. Vierta un vaso de agua en una copa de vino grande y ponga la mesa. Coma despacio y mastique bien la comida mientras charla con su familia. Si las comidas siguen siendo agradables, la dieta no parecerá unatarea.

Si es posible, trate de convencer a un amigo, compañero de trabajo o pareja para que haga esta dieta con usted. Siempre ayuda tener a alguien que entienda de primera mano por lo que estás pasando para apoyarte a través deella.

Y finalmente, el problema, ¡mantente alejado de la báscula! Todos sabemos que pesarse todos los días no hace más que deprimirte, ¡pero todos lo hacemos! Hay demasiadas fluctuaciones con la retención de agua y similares para que un pesaje diario sea un reflejo exacto de cualquier cosa. Los pesajes semanales son más que suficientes y un reflejo mucho más preciso de la pérdida de peso. Trate de pesarse a la misma hora cada semana (preferiblemente por la mañana, antes del desayuno). Trate de no desanimarse porpequeñaspérdidas - ¡una pérdida sigue siendo una pérdida! La pérdida de peso lenta y constante es más saludable y más permanente que perder un montón de peso rápidamente.

Por último, la regla número uno de cualquier dieta (y

de la vida en general) es...... Sé amable contigo mismo. No se castigue por los fracasos percibidos e imaginarios (auto decididos). ¡Sólo eres humano y errar es natural! Manténgase positivo y concentrado lo mejor que pueda. La primera semana de cualquier cosa es siempre la más dura hasta que encuentras tu ritmo. Muy pronto, esta dieta se adaptará perfectamente a tu vida y se convertirá en algo natural, algo que haces sin pensar, como vestirte por las mañanas. Dicho esto - los reveses son parte de la vida y no importa cuánto lo intentes, habrá días en los que no podrás resistirte a un festín. Cuando esto suceda, tómelos con calma, sea flexible y comience de nuevo al día siguiente. Esta dieta no está hecha de piedra. Usted no es responsable ante NADIE excepto usted mismo por su progreso en el tema. Así que si se pierde un día de ayuno o come más calorías de las que se suponía que debía, simplemente vuelva a tomarlas al día siguiente. Reanuda el plan y continúa. La *dieta rápida* está ahí para mejorar tu vida, no es una sentencia de prisión. Así que ponte a cocinar, a ayunar y a disfrutar de tu vida, ¡es la única que tienes!

Sobre las Recetas

Una nota rápida sobre las maravillosas recetas de este libro; ¡los tamaños de las porciones no están listados para ninguna de las recetas porque cada una de las recetas de este libro sirve para 1! Así que no hay conjeturas para usted y no hay necesidad de preocuparse por el tamaño de las porciones.

Tenga en cuenta que siempre que esté utilizando un espray antiadherente para cocinar, ¡tiene 7 calorías por segundo! Puede decir 0 calorías en la parte posterior de la lata, pero eso no es exacto. He incorporado las calorías de los aerosoles antiadherentes para cocinar en cada receta, pero si usa más de lo que le aconsejo, deberá tener en cuenta esas calorías.

Además, en caso de que te lo estés preguntando, cada vez que me refiero a una "pizca" de algo, técnicamente hablando, una pizca es de 1/8 de cucharadita (aunque si estás usando sal, puedes usar mucho más que unapizca y aun así no afectar el conteo de calorías). Sin embargo, si decide usar más de una"pizca" de pimienta, tenga en cuenta que la pimienta negra molida tiene 6 calorías por cucharadita.

¡Ahora sin más preámbulos, a las recetas! Tengo la sensación de que te va a *encantar* lo que te tengo reservado.

Comida de 100 calorías

DESAYUNO de 100 Calorías

Huevos envueltos

¡Estos deliciosos huevos envueltos en prosciutto son una excelente manera de empezar el día! Si prefieres un poco más de sabor, espolvorea algunas hojuelas de pimiento rojo con la ventaja añadida de un aumento del metabolismo para conseguir que tu sistema bombee para el día siguiente.

Tiempo de preparación: 10 minutos

Tiempo de cocción: 10-15 minutos (dependiendo de cómo le gusten los huevos)

Calorías: [**123**]

25 g de prosciutto	36 cal.
1 huevo grande (50g)	72 cal.
18g de champiñones en rodajas finas	4 cal.
¼ cucharadita de paprika	2 cal.
¼ cucharadita de ajo en polvo	2 cal.
Espray antiadherente para cocinar (1 segundo)	7 cal.

Método:

1. Rocíe un molde para muffins estándar con aceite en aerosol antiadherente (por 1 segundo).

2. Cubra el interior de la taza para muffins con las rebanadas de jamón.

3. Ahora coloque los champiñones en rodajas finas en el fondo de la taza del muffin y espolvoree el ajo en polvo en la parte superior.

4. Rompa el huevo en la parte superior de los champiñones y termine con un poco de paprika.

5. Hornee durante 10 a 15 minutos a 180 ° C o hasta que los huevos estén cocidos según su preferencia.

6. Deje que el huevo se enfríe un poco antes de sacarlo del molde para muffins.

7. ¡Comer!

Batido de Frambuesa y Melocotón

112 g de yogur natural bajo en grasa	55 cal.
1 melocotón mediano (150g) - picado y sin hueso	59 cal.
61 g de frambuesas (o 1/2 taza)	32 cal.
½ cucharadita de azúcar	8 cal.
¼ cucharadita de esencia de vainilla	3 cal.
Un puñado de cubitos de hielo (opcional)	0 cal.

Batido de Frambuesa y Melocotón

¡Este delicioso batido de frutas mezclado con yogur bajo en grasa y matices de melocotón hará que sus papilas gustativas canten!¡Sin mencionar que es sorprendentemente llenador! Las frambuesas y la vainilla añaden una sutil profundidad de sabor y calidad refrescante para transformar su día de suave aextraordinario.

Tiempo de preparación: 20 minutos
Tiempo de cocción: 0 minutos
Calorías: [**157**]

Ingredientes:

Método:

Colocar todos los ingredientes en la licuadora y pulsar hasta que esténsuaves.
¡Viértalo en su vaso de servir y arrójelo y disfrútelo!

*Nota - Para la fruta se pueden utilizar ingredientes frescos o congelados siempre y cuando no estén endulzados. También puede sustituir las frutas por temporadas o al gusto. ¡No olvide comprobar las calorías!

Waffles de Avena y Vainilla

Los waffles calientes por la mañana son comida reconfortante y esta receta no decepciona. Al utilizar avena seca molida como sustituto de la harina, podemos reducir la cantidad total de calorías, sin sacrificar ni siquiera un poco el sabor. El toque de vainilla aumenta el sabor, lo que hace que este sea una opción deliciosa y llena para el desayuno. Esta receta hace un gofre mediano.

Tiempo de preparación: 5 minutos

Tiempo de cocción: 10 minutos

Calorías: [168]

Ingredientes:

27 g de avena regular o rápida, seca	102 calorías
3/4 cucharadita de polvo de hornear	4 cal.
1/4 taza (60 g) de leche de almendras sin azúcar y vainilla	8 cal.
1 clara de huevo	16 cal.
1 cucharadita de azúcar	15 cal.
1 cucharadita de canela	6 cal.
1 cucharada de puré de manzana sin azúcar	7 cal.
1/4 cucharadita de vainilla	3 cal.

✓	
✓	
✓	
Una pizca de sal	0 cal.
Aerosol antiadherente para cocinar (1 segundo)	7 cal.

Método:

Para hacer la avena adecuada como sustituto de la harina, tome unos 40 g de avena seca y colóquela en una licuadora o procesadora de alimentos y muela hasta que esté consistente con laharina.

Tome 27g de la harina de avena y colóquela en un bol. Congele o refrigere cualquier resto de harina de avena si lodesea.

Ponga el resto de los ingredientes *secos* en el tazón y coloque el tazón a unlado.

En un recipiente aparte, agregue la clara de huevo, la leche de almendras sin azúcar, la vainilla y el puré de manzana y bata todojunto.

Ahora mezcle bien los ingredientes húmedos ysecos.

Rocíe la plancha para gofres con un poco de aceite antiadherente (durante 1 segundo) y vierta la masa para que secocine.

Cocine hasta que estén dorados. Servirinmediatamente.

Cómetelo todo.YUM!

*Nota - ¡Para una alternativa de jarabe bajo en calorías, use puré de manzana sin azúcar a sólo 7 calorías por cucharada!

Tomate con RellenoSorpresa

Tomate con RellenoSorpresa

¡Qué placer es esto! Lleno de nutrición y sabor estarás lleno y listo para salir después de comer esto. Aunque esta comida tarda un poco más en cocinarse vale la pena esperar.

Tiempo de preparación: 10 minutos
Tiempo de cocción: 50 minutos
Calorías: [**144**]

Ingredientes:

1 bistec de tomate grande (unos 180 g)	32 cal.
1 huevo grande (50g)	72 cal.
2 cucharadas de maíz congelado	15 cal.
1 cucharada de queso parmesano rallado	22 cal.
½ cucharadita de cebollín picado	0 cal.
¼ cucharadita de ajo en polvo	2 cal.
¼ cucharadita de orégano	1 cal.
Una pizca de sal y pimienta	0 cal.

Método:

Cubra un molde para hornear pequeño con un papel

antigrasa / pergamino y precaliente el horno a 180o C.

Corte la parte superior del tomate y use una bola de melón o una cuchara para ahuecar suavemente el tomate. Deseche las semillas y la carne.

Espolvoree ¼ cucharadita de orégano en las paredes internas del tomate.

Bate el resto de los ingredientes, excepto el queso, en una jarra pequeña y vierta cuidadosamente la mezcla en el tomate ahuecado.

Espolvoree el queso parmesano uniformemente por encima.

Coloque el tomate en el plato para hornear preparado y cocine por 50 minutos o hasta que el huevo esté listo.

Deje que se enfríe un poco antes de servir.

¡Simplemente excelente!

Salsa dulce y picante al amanecer

115 g de piña picada — 57 cal.

50 g de plátano pelado y picado — 45 cal.

50 g de mango picado — 35 cal.

3g de chile jalapeño - sin semillas y cortado en cubitos — 1 cal.

1 cucharada de cebolla roja picada finamente — 4 cal.

1 cucharada de jugo de limón — 4 cal.

1 cucharadita de cilantro recién picado — 0 cal.

¼ cucharadita de chile en polvo (o al gusto) — 2 cal.

Salsa dulce y picante al amanecer

Revoluciona tu motor temprano con este desayuno de salsa picante y afrutado. Su cuerpo no solo obtiene un gran impulso de vitaminas y minerales de la fruta, sino que además le agrega un toque de polvo de chile para convertir su metabolismo en un aparato que elimina la grasa. ¡Qué manera de comenzar tu día!

Tiempo de preparación: 20 minutos
Tiempo de cocción: 0 minutos
Calorías: [**148**]

Ingredientes:

Método:

Pique todos los ingredientes y colóquelos en un tazón, revolviendo ligeramente para combinarlos.
Añadir el zumo de limón por encima y espolvorear ligeramente la fruta con el chile en polvo.
Terminar con un poco de cilantro finamentepicado.
¡empezar a comer y disfrutar!

Mantequilla de almendra tostada y fruta para untar

Si usted está buscando un desayuno saludable, lleno y nutritivo, ¡no busque más porque esta receta marca todas las casillas! Tostadas crujientes untadas con mantequilla de almendra suave y cremosa y cubiertas con fruta jugosa - el contraste de sabores y texturas se funden en el desayuno perfecto que se puede preparar en 5minutos.

Tiempo de preparación: 5 minutos
Tiempo de cocción: 0 minutos
Calorías: [**156**]

Ingredientes:

1 rebanada de pan multigrano ligero	45 cal.
50 g de plátano cortado en rodajas finas	45 cal.
50g de arándanos frescos	29 cal.
1 cucharadita de mantequilla de almendras	34 cal.
¼ cucharadita de semillas de lino	3 cal.

Método:

Ponga el pan en la tostadora y cocínelo a sugusto. Mientras la tostada se cocina, corta el plátano en rodajas y prepara el resto de los ingredientes.

Para ensamblar - unte la mantequilla de almendras sobre la tostada y espolvoree las semillas de lino encima, luego coloque las rebanadas de banana encima y termine con losarándanos.

¡Absolutamente delicioso!

*Para una deliciosa variación, trate de sustituir el pan por rebanadas de manzana y las semillas de lino por canela -YUM!

Hash Browns caseros

¿Quién dice que la comida dietética tiene que ser blanda y aburrida? Estas papas fritas están repletas de sabor y cuando se las cubre con un delicioso salmón ahumado no se pueden equivocar.

Tiempo de preparación: 10 minutes
Tiempo de cocción: 10 minutes
Calorías: [**154**]

Ingredientes:

75 g de papas peladas y ralladas	58 cal.
50 g de salmón ahumado	59 cal.
1 cucharadita o 5g de mostaza	3 cal.
1 cucharada de cebolla picada finamente	4 cal.
1 cucharadita de harina	9 cal.
1 cucharadita de cebollino picado	0 cal.
½ cucharadita de ajo picado	2 cal.
Pizca de Pimienta negra	0 cal.
Aerosol antiadherente para cocinar (2 segundos)	14 cal.

Método:

Mezclar la papa rallada, la mostaza integral, la harina, la cebolla y el ajo en un bol hasta que estén bienmezclados.

Dividir la mezcla en dos porciones iguales, rociar una sartén antiadherente con un poco de espray de cocina y calentarla a fuegomedio.

Colocar la mezcla de papas en la sartén y presionarla con el dorso de unacuchara.

Cocine hasta que ambos lados estén bien dorados y el hachís comience adorarse.

Retire las papas fritas de la sartén y colóquelas en un plato paraservir.

Cubra con el salmón ahumado y adorne con el cebollino picado y la pimientanegra.

¡Totalmente asombroso!

Omelet de Huevo con Jamón y Espinaca

¡Tomando un giro inusual en su tortilla clásica, este es un desayuno que puede preparar en 5 minutos! ¡Elaumento de potencia de las triple proteínas te acelerará y te mantendrá feliz hasta el almuerzo!

<u>Tiempo de preparación</u>: **Menos de 5 minutos**
<u>Tiempo de cocción</u>: **5 minutos**
<u>Calorías</u>: [**123**]

Ingredientes:

2 claras de huevo batidas	32 cal.
25 g de jamón picado fino	41 cal.
25 g de espinacas ralladas	6 cal.
1 diente de ajo picado	4 cal.
1 cucharadita de aceite de oliva	40 cal.

Método:

Calentar el aceite de oliva en una sartén antiadherente a fuego medio alto y saltear el diente de ajo durante 1 minuto hasta que estéoloroso.

Agregue la espinaca y el jamón y cocine, revolviendo,

hasta que la espinaca se haya marchitado (no más de 2minutos).
Verter las claras de huevo batidas y dejarlasreposar.
Cuando la parte inferior esté marrón, voltee la hamburguesa y dore el otro lado. No debería tomar más de 1 minuto porlado.
Trasladela hamburguesa a su plato paraservir.
¡Comer!

ALMUERZO de 100 Calorías

Ensalada oriental de atún a la plancha

Ensalada oriental de atún a la plancha

Este almuerzo ligero tiene un marcado aire asiático y tiene un toque de sabor. Literalmente se puede preparar en pocos minutos y es la comida perfecta para los días ajetreados y ajetreados.

Tiempo de preparación: 10 minutos
Tiempo de cocción: 1 minuto
Calorías: [**147**]

Ingredientes:

90 g de filete de atún cortado en tiras	110 cal.

50g de cohete	13 cal.
30 g de tomates cherry cortados por la mitad	5 cal.
1 cucharada de salsa de soja	8 cal.
1 cucharadita de jugo de limón	1 cal.
½ cucharadita de semillas de sésamo	9 cal.
¼ cucharadita de hojuelas de pimiento rojo	1 cal.

Método:

Mezclar el atún y la salsa de soja en un bol y dejar marinar durante 5 minutos mientras se prepara la ensalada.

Coloque la rúcula en un bol y cubra con los tomates cherry y los pimientos rojos en hojuelas.

Calentar una sartén antiadherente a fuego alto y dorar las tiras de atún durante unos 20 segundos por cadalado.

Colocarlas encima de la ensalada y rociarlas con jugo delimón.

Terminar con una guarnición de semillas deajonjolí.

¡Come y disfruta!

Rollos de bistec

¡Están deliciosos! Suculento bistec relleno con mostaza Dijon y espinacas, asado a la perfección y acompañado de una simple ensalada de rúcula, hace de este un sabroso bocadillo que sin duda hará una y otra vez.

Tiempo de preparación: 10 minutos
Tiempo de cocción: 20 minutos
Calorías: [**143**]

Ingredientes:

60g de bistec de falda - machacado fino	116 cal.
40g cohete	10 cal.
25g de hojas de espinaca baby	16 cal.
1 cucharada de mostaza Dijon	10 cal.

Método:

Caliente la parrilla a fuegomedio-alto
Corte el bistec por la mitad horizontalmente, pero no lo corte hasta el final. Tienes que ser capaz de abrirlo como unlibro.

Extienda la mostaza Dijon sobre el bistec y cubra con las hojas de espinaca baby, luego enróllelo y átelo en su lugar con un hilo decocina.

Ase el bistec durante unos 20 minutos - puede ajustar el tiempo de cocción dependiendo de cómo le guste el bisteccocido.

Cuando el bistec esté cocido a su gusto, retírelo de debajo de la parrilla y deje reposar la carne durante 5 minutos antes de cortarla enrodajas.

Sirva los rollitos de carne con un lado de rúculafresca.

Muy adictivo(¡desgraciadamente!)

125 gr. de champiñones picados	27 cal.
60 ml de caldo vegetal	5 cal.
1 tallo de apio (40g) - rebanado fino	3 cal.
¼ cebolla (28g) - en rodajas finas	12 cal.
1 diente de ajo picado	4 cal.
2 cucharadas de crema agria	51 cal.
½ cucharadita de aceite de oliva	20 cal.
½ cucharadita de pimentón ahumado	3 cal.
Un toque de pimienta negra	0 cal.
1 cucharada de perejil fresco picado para adornar	1 cal.

Súper Stroganoff de champiñones

Este delicioso plato cremoso es un ganador cualquier día de la semana. Su relleno, bajo en calorías, ¡fácil de preparar e increíblemente sabroso! El pimentón añade un trasfondo ahumado que se complementa perfectamente con un sutil toque de ajo para hacer de éste un plato que se distingue del resto.

Tiempo de preparación: 10 minutos

Tiempo de cocción: 25 minutos

Calorías: [**126**]

Ingredientes:

Método:

Calentar el aceite en una sartén antiadherente a fuego medio, añadir el

apio, el ajo y las cebollas y cocinar hasta que empiecen a ablandarse (unos 5minutos).

128 g de zanahorias peladas y cortadas en trozos grandes	52 cal.
250 ml de caldo vegetal	22 cal.
¼ cebolla (28g) – picada	12 cal.
1 diente de ajo picado	4 cal.
1 cucharadita de aceite de oliva	40 cal.
½ cucharadita de jengibre rallado	3 cal.
½ cucharadita de canela	3 cal.
¼ cucharadita de nuez moscada	3 cal.
¼ cucharadita de pimienta inglesa	1 cal.
¼ cucharadita de hojuelas de pimiento rojo	1 cal.

Añadir los champiñones picados y el pimentón ahumado y cocinar durante 5 minutosmás.

Vierta el caldo de verduras y cocine hasta que el líquido se reduzca a la mitad (unos 10 minutos).

Agregue la crema agria y cocine por 5 minutosmás.

Servir inmediatamente y decorar con pimienta negra y perejilpicado.

¡Absolutamente delicioso!

Sabores de la sopa de zanahoria de otoño

Sabores de la sopa de zanahoria de otoño

El otoño evoca una cierta magia en el alma y nada dice otoño como los colores naranja y rojo y los aromas especiados de la canela. Métase en esta deliciosa sopa cuando baje la temperatura y disfrute de la comodidad mientras inhala e ingiere los sabores delotoño.

Tiempo de preparación: 15 minutos
Tiempo de cocción: 30 minutos
Calorías: [141]

Ingredientes:

Método:
Calentar el aceite de oliva en una cacerola antiadherente a fuego medio y saltear el ajo y el jengibre durante 1 minuto, luego añadir las cebollas y las zanahorias y cocinar hasta que empiecen aablandarse.

Añada el resto de los ingredientes, excepto las hojuelas de pimiento rojo, y lleve la sopa a ebullición.

Tape la olla, reduzca el fuego y deje hervir a fuego lento durante 20minutos.

Retire la olla del fuego y mezcle la sopa usando una licuadora de inmersión hasta que esté suave.
Servir con un poco de pimiento rojo porencima.
Absolutamente asombroso -¡disfrútalo!

Queso a la parrilla con un toque de ternera

Agregar carne al queso asado clásico lo convierte de un bocadillo a una comida y en un almuerzo increíblemente satisfactorio para disfrutar en cualquier momento. Agregue un toque de pimienta de cayena si le gusta un poco de calor o simplemente disfrútelo como está.

Tiempo de preparación: 10 minutos
Tiempo de cocción: 20 minutos
Calorías: [**137**]

Ingredientes:

1 rebanada de pan multigrano ligero	45 cal.
40 g de carne de vacuno magra picada o molida (máximo 5% de grasa)	56 cal.
1 cucharada de queso mozzarella rallado	21 cal.
½ cucharada de cebolla - finamente picada	2 cal.
1 cucharada de puré de tomate	13 cal.
Pimienta de cayena (opcional)	0 cal.

Método:
Ponga el pan en la tostadora y cubra una bandeja de

horno con papel dealuminio.

Caliente el horno a la parrilla o a laparrilla.

Caliente una sartén antiadherente a fuego medio-alto y sofría las cebollas y la carne hasta que estén biendoradas.

Añadir el puré de tomate y remover bien para distribuirlo por toda lacarne.

Coloque el trozo de pan tostado en la bandeja del horno y extienda la carne en una capa uniforme porencima.

Espolvoree la mozzarella rallada por encima y añada la pimienta de cayena si la está usando.

Colóquelo debajo de la parrilla hasta que el queso esté burbujeante ydorado.

Deje enfriar un poco antes deservir.

Wraps de Pollo Estilo Isla

Este es un increíblemente fácil, pero sabroso almuerzo bajo en calorías que le hará soñar con la playa con sus prominentes sabores isleños. La carne es suculenta y cocida a la perfección, luego envuelta en una hoja de lechuga romana crujiente para obtener un fuerte contraste de textura. ¡Una verdadera joya gustativa!

Tiempo de preparación: 15 minutos

Tiempo de cocción: 10 minutos

Calorías: [**143**]

Ingredientes:

60 g de pollo molido o picado	114 cal.
125 ml de agua	0 cal.
¼ cebolla (28g) - finamente picada	12 cal.
1 cucharada de jugo de limón	4 cal.
½ cucharada de salsa de pescado	3 cal.
½ cucharada de cilantro recién picado	0 cal.
2 hojas grandes Lechuga romana	10 cal.

Método:

Lave y seque la lechuga romana y coloque las hojas en el plato deservir.

Cocine el pollo y la cebolla en el agua hasta que el pollo ya no esté rosado, rompiendo los grumos que se forman a medida que secocina.

Cuando el pollo esté listo, escurra el exceso de agua y agregue el jugo de limón, la salsa de pescado y el cilantro reciénpicado.

Ponga la mitad de la mezcla de pollo en cada hoja de lechuga, envuélvala ydevore.

Tan sabroso -¡disfrútalo!

Ensalada de Sandía de Menta con Feta y Aceitunas

Ensalada de Sandía de Menta con Feta y Aceitunas

Esta ensalada de sandía de menta con aceitunas es muy sencilla, pero también tiene un sabor explosivo. Sutiles toques de limón y menta complementan perfectamente la sandía sin sobrecargar el plato. Servido con un poco de queso feta, será difícil encontrar una creación más sabrosa y baja en calorías.

Tiempo de preparación: 15 minutos
Tiempo de cocción: 0 minutes
Calorías: [159]

Ingredientes:

228 g de sandía en cubos	68 cal.
22 g de queso feta escurrido y desmenuzado	58 cal.
3 aceitunas en rodajas	15 cal.
1 cucharada de cebolla roja picada	4 cal.
1 cucharadita de jugo de limón	1 cal.
16 g de hojas de menta (o aproximadamente 1/4 de taza sin envasar)	7 cal.
1 cucharadita de pimienta (opcional)	6 cal.
una pizca de sal (opcional)	0 cal.

Método:

Mezclar la sandía y el zumo de limón en unbol.

Añada el queso feta y mezcle muy suavemente el queso feta hasta que cubra ligeramente la sandía.

Añadir las cebollas y las aceitunas cortadas en rodajas en elrecipiente.

Picar muy, muy finamente las hojas de menta y tirarlas en elbol.

Añade la pimienta y un poco de sal siquieres.

Servirinmediatamente.

¡Paramorirse!

Fletán Celestial con Ensalada de Brócoli

¡Simple, elegante e inusual! Una ensalada de brócoli crudo mezclado con aderezo de limón, sésamo y jengibre eleva este plato a alturas extraordinarias y complementa a la perfección el delicioso y único sabor del pescado.

Tiempo de preparación: 10 minutos
Tiempo de cocción: 20 minutos
Calorías: [**148**]

Ingredientes:

85 g de filete de fletán	94 cal.
40 g de brócoli - cortado en pequeños ramilletes	14 cal.
1 cucharada de cebolla roja picada finamente	4 cal.
1 cucharada de cebollín picado	5 cal.
1 cucharada de jugo de limón	4 cal.
½ cucharadita de jengibre rallado	3 cal.
¼ cucharadita de semillas de sésamo	4 cal.
1 cucharada de crema agria sin grasa	9 cal.
½ cucharadas de queso parmesano rallado	10 cal.
Una pizca de ajo en polvo	1 cal.
Una pizca de sal y pimienta	0 cal.

Método:

Precalentar el horno a 190°C. Sazonar el pescado descongelado con un poco de sal y pimienta.

En un recipiente pequeño, mezcle la crema agria, el queso parmesano y el ajo enpolvo.

Esparza la mezcla sobre el pescado y colóquelo en el horno durante unos 20 minutos o hasta que el pescado estéfirme.

Mientras se cocina el pescado preparela ensalada. Coloque el brócoli y las cebollas rojas en un tazón ymezcle.

Mezcle el jugo de limón, el jengibre y las semillas de ajonjolí y vierta la mezcla sobre el brócoli, revolviendo para cubrir bien losramilletes.

¡Cubra el pescado con elcebollín, sirva con la ensalada de brócoli y disfrute!

CENAde 100 Calorías

Sabroso Envoltorio de Pescado Picante

Este pescado se cuece al vapor a la perfección dentro de un envoltorio de papel aluminio. Fabulosamente sabrosa y extremadamente simple de preparar, esta cena de pescado llenará tu barriga y deleitará tu paladar - ¡sólo asegúrate de tener un gran vaso de agua a mano!

Tiempo de preparación: 10 minutos
Tiempo de cocción: 15 minutos
Calorías: [**139**]

Ingredientes:

100 g de filete de eglefino	90 cal.
25 g de Pak Choi en rodajas finas	3 cal.
1 cebolla tierna (15g) – picada	5 cal.
5g de chile rojo - sin semillas y cortado en rodajas finas	16 cal.
2 g de jengibre rallado	7 cal.
1 cucharada de jugo de limón	4 cal.
1 cucharada de agua	0 cal.
½ cucharada de salsa de soja	4 cal.
¼ cucharadita de aceite de sésamo	10 cal.

Método:

Coloque el pescado en el centro de un trozo de papel de aluminio pesado y cubra con el Pak Choi, las cebollas, el jengibre y el chilerojo.

Mezclar el resto de los ingredientes en un bol y verter sobre elpescado.

Tire hacia arriba de los bordes de la lámina y póngalos juntos para sellar el paquete, asegurándose de que no haya huecos para que el vapor seescape.

Colocar el paquete de papel de aluminio en una bandeja de horno y hornear a 180o C durante 15minutos.

Cuando el pescado esté listo, abra el envoltorio con mucho cuidado, ya que el vapor está increíblemente caliente y lequemará.

¡Servir inmediatamente y disfrutar!

Estofado de berenjena baby

Estofado de berenjena baby

Los fuertes sabores de Oriente Medio son la firma de este guiso picante y abundante. Esta comida de olla es súper saludable, alta en fibra y baja en calorías. ¡Una comida imprescindible!

Tiempo de preparación: 10 minutos
Tiempo de cocción: 45 minutos
Calories: [148]

Ingredientes:

300 g de berenjenas baby tiernas enteras con el tallo intacto	73 cal.
100 g de tomates picados	18 cal.
½ cebolla roja (56g) – picada	24 cal.
1 diente de ajo picado	4 cal.
1 pimiento serrano o jalapeño - sin semillas y cortado en rodajas finas	4 cal.
1 cucharadita de menta recién picada	1 cal.
½ cucharadita de semillas de cilantro	0 cal.
½ cucharadita de semillas de comino	4 cal.
½ cucharadita de aceite de oliva	20 cal.

Método:

Calentar el aceite de oliva en una olla a fuego medio, añadir las cebollas y el ajo y cocinar hasta que empiecen a dorarse, luego añadir las semillas de comino, el chile y las semillas de cilantro.

Cuando las semillas estén fragantes, coloque las berenjenas en la olla y cúbralas con la mezcla decebolla.

Agregue los tomates y revuelva hasta que semezclen.

Tapar la olla y cocinar durante unos 40 minutos o hasta que las berenjenas esténtiernas.

Justo antes de servir, agregue la menta reciénpicada.

¡Disfruta de este buen guiso mientras está caliente!

Salmón y espárragos al horno

Salmón y espárragos al horno

Este delicioso y sencillo plato es una cena abundante y apetitosa para disfrutar en cualquier momento. El limón no sólo mantiene el pescado suculento y proporciona una increíble "toque" al sabor final, sino que también pone a su cuerpo en modo de desintoxicación con sus increíbles propiedades para eliminar la grasa.

Tiempo de preparación: 10 minutos
Tiempo de cocción: 30 minutos
Calorías: [142]

Ingredientes:

85 g de filete de salmón real (chinook)	100 cal.
75 g de espárragos - puntas recortadas	15 cal.
1 limón (58g) - en rodajas finas	17 cal.
½ cucharada de eneldo recién picado	4 cal.
1 cucharadita de pimienta negra molida	6 cal.
Sal al gusto	0 cal.

Método:

Coloque los espárragos en una sola capa en el fondo de

un molde para hornear poco profunda.

Sazonar el salmón con sal y pimienta, colocar el filete de salmón encima de los espárragos y cubrirlo con las rodajas delimón.

Cubrir bien el molde de hornear con papel de aluminio y meterla en el horno a 180o C durante 30minutos.

Servir con el eneldo recién picado y espolvoreadoencima.

¡Degustar!

Pollo al Curry con 4 ingredientes

¿Un sabroso pollo al curry con menos de 150 calorías? ¿Quién hubiera pensado que eso era posible? Bueno, aquí está señores y con sólo 4 ingredientes, más fácil de hacerno puede ser. Simple y totalmente delicioso, ¡ahora es una receta de primera en mis libros!

Tiempo de preparación: Menos de 5 minutos
Tiempo de cocción: 30 minutos
Calorías: [**140**]

Ingredientes:

50g de pechuga de pollo cortada en cubos	82 cal.
60 ml de leche - 2% de grasa o menos	31 cal.
1 cucharadita de pasta de curry rojo	20 cal.
1 cucharadita de cilantro finamente picado	0 cal.
Aerosol antiadherente para cocinar (1 segundo)	7 cal.

Método:

Rocíe una cacerola con un poco de aceite antiadherente y dore suavemente los trozos de pollo a fuegomedio.

Mientras el pollo se cocina, bata la pasta de curry en laleche.

Vierta la leche al curry sobre los trozos de pollo y deje hervir a fuego lento de 15 a 20 minutos.

Servir con un poco de cilantro picado comoguarnición.

¡Delicioso!

Camaronescon Chipotle ala parrilla

Sabrosos camarones asados a la parrilla y combinados a la perfección con una marinada de chipotle. La combinación del chipotle ardiente compensa la acidez de la lima y crea una sensación de sabor inigualable.

Tiempo de preparación: 10 minutos
Tiempo de cocción: 5 minutos
Calorías: [**125**]

Ingredientes:

12 camarones medianos (83g)	84 cal.
1 chile chipotle pequeño (de una lata de chiles en adobo) - picado	10 cal.
1 cucharadita de salsa de adobo (de una lata de chiles en adobo)	3 cal.
1 lima (67g), jugo y cáscara	20 cal.
1 diente de ajo, picado	5 cal.
½ cucharadita de comino	3 cal.
Sal al gusto	0 cal.
Una pizca de pimienta	0 cal.

Método:

Mezcle todos los ingredientes (menos los camarones) en untazón.

Marinar los camarones en la mezcla durante al menos 20 minutos.

Cocine los camarones a la parrilla a fuego medio-alto por unos 2 minutos por cadalado.

¡Comience acomer!

Tortilla de Pollo y Vegetales Crudos

Tortilla de Pollo y Vegetales Crudos

Esta es una cena increíblemente saludable y completa. Lleno de verduras crudas que están garantizandoel aporte de vitaminas y antioxidantes y la adición de pollo significa que usted recibe una porción de proteínas también. Fácil y rápido de preparar con un sabor fantástico - ¡No puedes equivocarte con esta!

Tiempo de preparación: 15 minutos
Tiempo de cocción: 0 minutos
Calorías: [141]

Ingredientes:

1 tortilla de harina (24g)	52 cal.
25g de pollo deshuesado y sin piel - cocido y cortado en rodajas (esta es una gran receta para usar las sobras)	30 cal.
40 g de lechuga romana en tiras	6 cal.
20 g de zanahorias en juliana	8 cal.
20 g de pepino en juliana	3 cal.
20g de apio - en juliana	3 cal.
20 g de brote de soja	6 cal.

2 cebolletas (30g) – picadas	10 cal.
1 cucharada de hummus	23 cal.
1 cucharada de cilantro recién picado	0 cal.

Método:

Coloque la tortilla en un plato y extienda el hummus sobre ella en una capauniforme.

Mezcle el resto de los ingredientes en un bol y colóquelos en el centro de latortilla.

Envuelva la tortilla alrededor de losingredientes. ¡Comer Comer Comer Comer!

Vieiras y salsa tan simples

Sencillas Vieiras en salsa

¡Los mariscos son deliciosos - hecho! Y cuando es rápido y fácil de preparar, el factor sabor parece ser aún mejor. No hay nada mejor que 4 ingredientes y un tiempo de cocción de 10 minutos, y lo que se ahorra en tiempo parece estar compensado por el sabor - ¡estas vieiras simplemente están repletas desabor!

Tiempo de preparación: 5 minutos
Tiempo de cocción: 10 minutos
Calorías: [147]

Ingredientes:

105 g de vieiras	117 cal.
1 cucharadita de ajo en polvo	9 cal.
½ cucharadita de chile en polvo	4 cal.
1 cucharada de jugo de limón	4 cal.
21 g de trozos de piña en cubos	11 cal.
5 g de pimiento jalapeño	2 cal.

Método:

Colocar las vieiras en un recipiente y exprima el zumo delimón.

Espolvoree las especias y mezcle bien paracubrir.

Coloque las vieiras con especias en una bandeja para hornear debajo de la parrilla durante 5 minutos por cadalado.

Mezclar los trozos de piña y el pimiento jalapeño en unbol.

Coloque la salsa sobre lasvieiras.

¡Servir inmediatamente y disfrutar!

*Nota - estos pueden ser una comida independiente, pero si prefieres que algunos vegetales acompañen a las vieiras, simplemente reduce lacantidad de vieiras y sustitúyelas con algunas verduras, ¡pero asegúrate de comprobar tus calorías!

Pasta de Vegetales

La pasta es la debilidad de la dieta de muchas personas, por lo que esta receta satisface esos antojos de carbohidratos con almidón utilizando fideos de calabacín como "pasta". Mezclado con una colorida combinación de crujientes vegetales frescos, este plato es una opción nutritiva y sabrosa para lacena.

Tiempo de preparación: 15 minutos

Tiempo de cocción: 15 minutos

Calorías: [**147**]

Ingredientes:

1 calabacín (180g)	31 cal.
1 pimiento rojo (110g) - cortado en tiras finas	37 cal.
½ una cebolla (56g) - en rodajas finas	24 cal.
50 gr. de champiñones en rodajas finas	11 cal.
1 diente de ajo picado	4 cal.
1 cucharadita de aceite de oliva	40 cal.

Método:

Use un pelador para cortar el calabacín en tiras finas y luego póngalo a un lado en untazón.

Calentar el aceite de oliva en una sartén antiadherente a fuego medio y sofreír la cebolla y el ajo durante 1minuto.

Añadir el pimiento rojo y cocinar hasta que empiece a ablandarse y luego añadir los champiñones.

Cuando los champiñones estén tiernos, añada la pasta de calabacín y cocine hasta que esté caliente.

El calabacín se cocina muy rápido, por lo que hay que vigilarlo de cerca para que no se vuelvablando.

¡Servir caliente y disfrutar!

Sopa Vegetariana Súper Rápida

¡Esta sopa que calienta el vientre es comida para el alma! Llena de verduras y fideos que promete dejarte feliz y saciado. Con sólo 10 minutos de cocción, esta es la comida perfecta para esos apresurados horarios de almuerzo.

Tiempo de preparación: Menos de 5 minutos
Tiempo de cocción: 10 minutos
Calorías: [**158**]

Ingredientes:

250 ml de caldo vegetal	22 cal.
100 g de tomates picados	18 cal.
50 g de verduras mixtas congeladas	33 cal.
25 gr. de espaguetis rotos en trozos cortos	72 cal.
1 cucharadita de orégano	5 cal.
1 cucharadita de queso parmesano rallado	8 cal.

Método:

Poner el caldo, el orégano y los tomates a hervir en una cacerola y luego agregar los espaguetis.
Cocine por unos 5 minutos y luego agregue las

verdurascongeladas.

Cocine durante 5 minutos más hasta que la pasta y las verduras esténblandas.

Transfiera a su plato y cubra con un poco de parmesano rallado antes deservir.

Rápido, fácil y delicioso - ¿qué más se puedepedir?

DESAYUNO de 200 Calorías

Nachos para el Desayuno Ultimate

¿Nachos para desayunar? ¿Por qué no? Un huevo horneado anidado en unas espinacas con queso, tomates y tortillas fritas horneadas - ¿qué es lo que no le gusta? Esta comida vegetariana se convierte fácilmente en un plato carnoso con sólo añadir un poco de tocino.

Tiempo de preparación: 10 minutos
Tiempo de cocción: 20-30 minutos
Calorías: [**239**]

Ingredientes:

5 papas fritas de tortilla al horno (10g)	37 cal.
3 tomates cherry (45g) - cortados a la mitad	9 cal.
1 huevo grande (50g)	72 cal.
57g de espinaca baby	13 cal.
2 cucharaditas de jugo de limón	4 cal.
50 g de queso mozzarella descremado rallado	71 cal.
28g de cebolla picada	12 cal.

Aceite antiadherente en aerosol - 3 segundos	21 cal.
Un toque de sal y pimienta negra	0 cal.

Método:

Rocíe el aceite antiadherente en una sartén pequeña y añada las cebollas y saltee hasta que empiecen aablandarse.

Agregue la espinaca y el jugo de limón y cocine hasta que la espinaca se hayamarchitado.

Mientras las verduras se cocinan, coloque las tortillas en una sartén segura para el horno y cubra con la mitad de la mezcla deespinacas.

Espolvorear sobre el queso rallado y poner encima el resto de la mezcla deespinacas.

Ahora haz un pozo en el centro de la sartén y rompe el huevo en elagujero.

Coloque las mitades de tomate cherry alrededor del borde de la sartén y sazone con sal y pimienta.

Colocar la sartén en el horno y hornear a 180o C durante 15 minutos o hasta que las claras de huevo se hayan cuajado. Si no le gustan las yemas líquidas, hornee por mástiempo.

¡Comiencen a comer! ¡Nom, Nom, Nom,Nom!

Pastel   de   CalabazaBatido

Pastel de Calabaza Batido

Lleno de bondad, esta es una forma increíble de empezar el día. La mezcla perfecta de canela, nuez moscada y especias para pastel de calabaza complementa el cremoso puré de calabaza y la granola añade una textura inesperada. Pastel de calabaza en un vaso - ¡consigue el tuyo!

Tiempo de preparación: 10 minutos
Tiempo de cocción: 0 minutos
Calorías: [**191**]

Ingredientes:

125 ml de leche - 2% de grasa o menos	64 cal.
Puré de calabaza de 125 ml	44 cal.
4 cucharadas de granola	70 cal.
½ cucharadita de esencia de vainilla	6 cal.
½ cucharadita de canela	3 cal.
¼ cucharadita de nuez moscada recién rallada	3 cal.
¼ cucharadita de especias para pastel de calabaza	1 cal.
Un puñado de cubitos de hielo	0 cal.

Método:

Coloque todos los ingredientes en el procesador de alimentos y mézclelos hasta obtener laconsistenciadeseada.

Cubra con un poco de canela paraservir.

¡No hay nada más fácil que esto!

*Nota - aunque esto ya es bajo en calorías, usted podría limitar aún más su consumo de calorías usando leche de almendras de vainilla sin endulzar. La leche de almendras sin azúcar y vainilla reducirá la ingesta calórica de este increíble batido en 48 calorías, ¡para un total de 143 calorías!

Tostada gourmet de ricotta y miel

Cene como la realeza con estas tostadas gourmet. Queso de cabra, nueces y peras, cubierto con un poco de canela y rematado con un chorrito de miel. Dulce y salado, suave y crujiente - una maravillosa contradicción en sabor y textura que se mezcla de manera complementaria para hacer de esta una comida deliciosa y llena.

Tiempo de preparación: 15 minutos
Tiempo de cocción: 0 minutos
Calorías: [**211**]

Ingredientes:

1 rebanada de pan multigrano ligero, tostado	45 cal.
30 g o 2 cucharadas de queso ricotta	53 cal.
½ Pera pequeña (74g) - cortada en rodajas *muy* finas	43 cal.
1 cucharada de nueces - picadas en trozos grandes	48 cal.
1 cucharadita de miel cruda	21 cal.
¼ cucharadita de canela	1 cal.
Una pizca de sal y pimienta	0 cal.

Método:

Unte el queso ricotta encima de la tostada, luego agregue las nuecespicadas.

Poner encima las rodajas de pera y espolvorearlas con lacanela.

Terminar con un chorrito demiel.

Absoluta y gloriosa decadencia - ¡disfruta!

*Nota - Usted puede reducir aún más el conteo de calorías usando parte de queso ricotta descremado y ahorrarse 11 calorías, ¡para un total de 200 calorías!

Burrito de Vegetales sin Huevos

Estos burritos de desayuno están llenos de un relleno de carne y vegetales sabroso pero ligero que no te pesará a primera vista. Condiméntelos con una pizca de pimienta de cayena para una patada extra o simplemente disfrútelos comoestán.

Tiempo de preparación: 10 minutos
Tiempo de cocción: 5 minutos
Calorías: [**235**]

Ingredientes:

1 tortilla de maíz (aproximadamente 6 pulgadas de diámetro, 24g)	52 cal.
45g de jamón en cubitos	73 cal.
50 g de champiñones en rodajas	11 cal.
50 g de cebolla picada en dados	21 cal.
50 g de pimiento rojo en rodajas finas	16 cal.
50 g de pimiento verde en rodajas finas	10 cal.
1 cucharada de queso cheddar rallado	28 cal.
Aceite antiadherente en aerosol - 3 segundos	21 cal.
2 cucharaditas de salsa	3 cal.

Método:

Rocíe el aceite antiadherente en una sartén pequeña y añada todos los ingredientespicados.

Cocine, revolviendo frecuentemente durante unos 5 minutos y luego retire delfuego.

Caliente la tortilla en el microondas durante unos 20segundos.

Cargue la tortilla con la mezcla de jamón y vegetales, cubra con el queso rallado y la salsa y sirvainmediatamente.

¡Totalmente másfuerte!

Panecillo de melocotón inflado

Panecillo de melocotón inflado

¡Este plato es nada menos que una delicia estética! Llévelo directamente del horno a la mesa y colóquelo el delicioso panecillo dorado con dulces melocotones. Una delicia sabrosa para disfrutar cualquier día de lasemana.

Tiempo de preparación: 10 minutos
Tiempo de cocción: 25 minutes
Calorías: [**212**]

Ingredientes:

1 melocotón firme y maduro (130 g), deshuesado, pelado y cortado en dados
1 clara de huevo
2 cucharadas de harina
2 cucharadas de leche - 2% de grasa (o menos)
1 cucharada de azúcar morena
1 cucharadita de jugo de limón
1 cucharadita de canela
1 cucharadita de nuez moscada
Aceite antiadherente en aerosol - 3 segundos

Método:

Coloque los melocotones picados en un recipiente para microondas y cocine sin tapar en el microondas a alta potencia hasta que el melocotón esté tierno (3-5 minutos). Mezclarlas con el azúcar y el jugo de limón yreservar.

Batir la clara de huevo en un bol grande hasta que esté ligera y esponjosa, luego agregar laharina y laleche.

Siga batiendo hasta obtener una masa suave y luego agregue la mitad de la canela y revuelva bien paramezclar.

Caliente una sartén a fuego medio-bajo y rocíe con su aerosol antiadherente para cocinar (durante 3 segundos). Agregue la masa y cocine el panecillopor 2-3 minutos de cada lado o hasta que empiecen a formarse burbujas y esté inflado ydorado.

Retire de la sartén, cubra con los melocotones picados y espolvoree sobre la canela y nuez moscadarestante.

Servirinmediatamente.

Envueltos de Queso Crema Para el Desayuno

¡Prepárense para el desayuno más asombroso y único de todos los tiempos! Esta toma un poco más de tiempo para prepararse, ¡pero cada minuto vale la pena! ¡La única desventaja es que usted va a querer más!

Tiempo de preparación: 30 minutos + 45 minutos de enfriamiento
Tiempo de cocción: 15 minutos
Calorías: [**252**]

Ingredientes:

1 huevo mediano (aproximadamente 44g)	70 cal.
40 ml de leche de almendras sin azúcar y vainilla	5 cal.
30 g de frambuesas frescas	16 cal.
30 g de requesón bajo en grasa	27 cal.
30 g de queso crema bajo en grasa	29 cal.
2 cucharadas de harina	57 cal.
1 cucharadita de mantequilla derretida	34 cal.
Aceite antiadherente en aerosol - 2 segundos	14 cal.

Método:

Mezclar la leche, los huevos, la harina y la mantequilla en una masa suave, cúbrela y colocar en la nevera durante 45 minutos para que seenfríe.

Cuando se acabe el tiempo, rocíe una sartén antiadherente (1 segundo) con un poco de espray de cocina y caliéntela a fuegomedio.

Revuelva la mezcla refrigerada y luego coloque 2 cucharadas de la mezcla en el centro de la sarténcaliente.

Incline la sartén para hacer girar la masa de modo que se forme una crepedelgada.

Cuando el fondo esté ligeramente dorado, voltéelo y cocine el otro lado, luego colóquelo en una rejilla para que seenfríe.

Repita con el resto de lamasa.

Dejar enfriar las crepes durante unos minutos mientras se hace elrelleno.

Simplemente mezcle el requesón y el queso crema hasta que esténsuaves.

Ahora coloque sus crepes y divida la mezcla de queso entre ellos, extendiéndola en una capauniforme.

Doblar los lados opuestos de la crepe para que se junten, formando un haz alrededor del relleno.

Coloque los envoltorios con la costura hacia abajo en una bandeja de hornear que haya sido ligeramente rociada con rocío de cocina (1segundo).

Hornee durante unos 10 minutos en el horno a 180o C, o hasta que estén dorados yel relleno esté biencaliente.

¡Sirva cubierto con frambuesas frescas para un increíble desayuno!

*Recuerde - Son 7 calorías por cada segundo adicional que rocíe el aceite antiadherente en aerosol, así que tenga cuidado y rocíe sólo lo que necesite.

Parfait de kiwi y fresa

Parfatde Kiwi y Fresa

Capas de fruta jugosa, crujientes hojuelas de maíz y yogur suave y cremoso, esto no sólo es una delicia para sus papilas gustativas, sino que también se ve increíble - ¡casi demasiado bueno para comer! Este es un desayuno que ahorra mucho tiempo, tomando menos de 10 minutos para prepararlo (¡y menos aún para comer,apuesto)!

Tiempo de preparación: Menos de 10minutos
Tiempo de cocción: 0 minutos
 Calorías: [**231**]

Ingredientes:

240 g de yogur estilo griego bajo en grasa	141 cal.
1 kiwi (74g) - en rodajas	46 cal.
4 fresas (48g) - rebanadas	15 cal.
8g de copos de maíz	29 cal.

Método:
Simplemente coloque los ingredientes en un vaso de fantasía en el siguiente orden: yogur, fresas, yogur, kiwi,

copos de maíz, yogur, copos de maíz, fresas ykiwi.
Cómetelo, estádelicioso.

Manzana, Canela y Quinua

La quinua es uno de esos súper alimentos asombrosos que se pueden comer a cualquier hora del día. Esta avena toma su avena clásica y la combina con unas deliciosas manzanas frescas y quinua roja para obtener algo único y sabroso.

Tiempo de preparación: 5 minutos
Tiempo de cocción: 40 minutos
Calorías: [**221**]

Ingredientes:

1/2 manzana (91g) sin semillas, pelada y cortada en rodajas	48 cal.
40 g de quinua roja	76 cal.
300 ml de agua	0 cal.
118 ml de leche de almendras sin azúcar y vainilla	15 cal.
20 g de avena enrollada	76 cal.
1 cucharadita de canela	6 cal.

Método:

Poner el agua, la quinua y las manzanas en una cacerola y cocinar suavemente a fuego medio durante

30minutos.

Añadir la leche y la avena y cocinar durante 10 minutos o hasta que la avena estéblanda.

Asegúrese de revolverlapapillade avena mientras se están cocinando para que no se peguen a lacacerola.

¡Servir caliente!

¡Alimento para el alma que calienta el vientre!

ALMUERZO de 200 calorías

Ensalada de maíz y aguacate a la parrilla

Ensalada de maíz y aguacate a la parrilla

Una mazorca de maíz, asada a la perfección, mezclada con rebanadas de aguacate, tomates, jugo de limón y chile - no se puede equivocar con esto como un almuerzo saludable. Para aumentar el metabolismo, agregue una pizca de pimienta de cayena para aumentar el calor.

Tiempo de preparación: 15 minutos
Tiempo de cocción: 20 minutos
Calorías: [**255**]

Ingredientes:

1 mazorca de maíz amarillo grande (118g)	127 cal.
41 g de aguacate picado	84 cal.
½ chile rojo (23g) - picado	9 cal.
4 tomates cherry (68g) - cortados a la mitad	12 cal.
2 cucharaditas de jugo de limón	2 cal.
2 cucharadas de cilantro recién picado	0 cal.
½ cucharadita de aceite de oliva	20 cal.
¼ cucharadita de pimienta de cayena	1 cal.

Método:

Caliente la parrilla a fuego medio-alto y ase el maíz a la parrilla, volteando con frecuencia. Esto debería tomar de 15 a 20minutos.

Mientras se cocina, mezcle el jugo de limón, el cilantro y el aceite deoliva.

Cuando el maíz esté cocido, corte cuidadosamente los granos de la mazorca y colóquelos en untazón.

Cubra con el aguacate picado, los tomates cherry y el chile rojo y vierta sobre el aderezo de lima.

Terminar con una pizca de pimienta decayena.

¡Comiencen acomer!

*Nota - Si desea que este sea un almuerzo aún más completo, entonces agregue algunos frijoles rojos. Pero tenga cuidado, los frijoles son 14 calorías por cada cucharada.

Tilapia con salsa de jalapeño y coco

Este pescado tierno y escamoso se derrite literalmente en la boca. Sazonada a la perfección y servida con un condimento exótico, esta comida proporciona una magnífica sensación de sabor que no se puede perder.

Tiempo de preparación: 10 minutos
Tiempo de cocción: 15 minutos
Calorías: [**216**]

Ingredientes:

90 g de filete de tilapia	115 cal.
¼ cucharadita de ajo picado	1 cal.
2 cucharaditas de condimento italiano	0 cal.
Sal al gusto	0 cal.
½ taza de pepino cortado en cubos (65g) - pelado	8 cal.
21g de coco desecado	74 cal.
18g o 5 cucharadas de cebollín fresco picado	5 cal.
1 cucharada de menta - finamente picada	3 cal.
1 cucharada de cilantro fresco picado	0 cal.
1 pimiento jalapeño (14g) - picado	4 cal.
1 cucharada de jugo de limón	4 cal.

¼ cucharadita de comino molido 2 cal.

Método:

Precalentar el horno a 220o C y colocar la tilapia en una sartén. Espolvoree sobre el ajo, el condimento italiano y lasal.

Hornee el pescado durante 15 minutos o hasta que se desmenuce fácilmente con untenedor.

Para hacer el condimento, combine el resto de los ingredientes en un tazón ymezcle.

Sirva con el delicioso condimento exótico. ¡Quédelicioso!

Salsa de pollo y brócoli

Un toque picante en el pollo clásico y el brócoli salteado. Agregar un poco de mostaza Dijon y un chorrito de salsa de soya realmente anima un plato que de otra manera sería insípido y hace de este un almuerzo extraordinario para disfrutar todos los días.

Tiempo de preparación: 10 minutos
Tiempo de cocción: 30 minutos
Calorías: [**248**]

Ingredientes:

100 g de pechugas de pollo en rodajas	190 cal.
75 g de brócoli cortado en ramilletes	26 cal.
60 ml de caldo de pollo	2 cal.
2 cucharaditas de mostaza Dijon	7 cal.
1 cucharadita de salsa de soja	3 cal.
½ cucharadita de aceite de oliva	20 cal.

Método:

Calentar el aceite de oliva en una sartén antiadherente

a fuego medio-alto y cocinar el brócoli hasta que esté tierno ycrujiente.

Retirar de la sartén y reservar para mástarde.

Añadir los trozos de pollo a la sartén y saltear hasta que empiecen adorarse.

Mezcle la salsa de soja y el caldo de pollo y añádalo al pollo en lasartén.

Poner a hervir y luego reducir el fuego e incorporar lamostaza.

Vuelva a colocar el brócoli en la sartén y caliente suavemente antes deservir.

Servir y disfrutar.YUMMY!

Rollitos de primavera tropical con miel de vainilla

¡Esta delicia afrutada hará que sus papilas gustativas canten! Brillantes, coloridas y jugosas frutas tropicales envueltas con amor en papel de arroz ligero y bañadas en una salsa de vainilla para mojar -

¡no hay nada mejor que eso!

Tiempo de preparación: 20 minutos
Tiempo de cocción: 0 minutes
Calorías: [**259**]

Ingredientes:

2 envolturas de papel de arroz (aproximadamente 6-3/8" de diámetro)	40 cal.
50 g de fresas en rodajas	16 cal.
50 g de kiwi picado	31 cal.
50 g de plátano picado	45 cal.
50 g de mango en juliana	35 cal.
1 cucharada de menta recién cortada	3 cal.
28 g de miel	85 calorías
¼ cucharadita de esencia de vainilla	3 cal.
1 cucharadita de cáscara de limón	1 cal.

Método:

*Nota - el papel de arroz puede ser difícil de trabajar. Me resultó más fácil envolver la fruta dos veces, así que sólo conseguí un rollo de primavera de los ingredientes, pero si puedes usar una sola envoltura, tendrás dos rollos.

Llenar un bol con agua tibia y sumergir rápidamente el papel de arroz en él, retirarlo y secarlo con una toalla depapel.

Añada el segundo papel directamente encima delprimero.

Poner la fruta encima del papel de arroz en el centro y espolvorear la menta picadaencima.

Ahora dobla con cuidado el fondo del papel de arroz y métWelo debajo de la fruta, dobla los lados y luego enróllalo hasta elfinal.

La envoltura se sellará sola ya que aún estará húmeda delagua.

Para hacer la salsa, combine la cáscara de limón, la vainilla y la miel en untazón.

¡Mojar el rollito de primavera relleno de fruta en la salsa y devorar!

¡Muy adictivo!

Sopa fría de pepino y rábano

Sopa fría de pepino y rábano

El pepino es una verdura humilde y sin pretensiones, pero es el protagonista de esta maravillosa receta, con su delicado y fresco sabor como protagonista. Cuando se sirve fría, esta sopa no sólo es ligera, sino completamente refrescante - el almuerzo perfecto para el día de verano. Esta receta es mejor si la hace con anticipación para que se enfríe.

Tiempo de preparación: 20 minutos
Tiempo de cocción: 0 minutos
Calorías: [**224**]

Ingredientes:

500 g de pepino sin semillas, pelado y cortado en trozos	77 cal.
1 rábano grande (9g) - en rodajas finas o picado	1 cal.
130 g de yogur griego descremado	75 cal.
1 cucharada de jalapeño picado y sin tallo	2 cal.
1 cucharada de cebolla roja, picada en trozos grandes	4 cal.
agua (opcional)	0 cal.
½ cucharada de aceite de oliva	60 cal.

½ cucharada de jugo de limón (opcional)   2 cal.

½ diente de ajo (1,5 g) - picado   3 cal.

Una pizca de sal y pimienta   0 cal.

Método:

Coloque todos los ingredientes, excepto el rábano, en el procesador de alimentos y bata hasta que estén muy suaves. Si lo prefieres, agrega un poco de agua poco a poco hasta que consigas la consistencia deseada (aunque normalmente no lohago).

Transfiera a un recipiente limpio y coloque en la nevera durante al menos 2 horas para enfriar, pero preferiblemente durante lanoche.

Coloque la sopa en el congelador durante 30 minutos antes deservirla.

Cubra con el rábano cortado en rodajas o entrozos.
¡Servir frío y disfrutar!
¡Increíble!

Envolturas de papaya dulce y picante de camarón

¡Estas envolturas son simplemente para morirse! Los deliciosos camarones emparejados con papaya y jalapeños le dan un toque especial a la receta. Rápido, fácil y sabroso –la comodidad en su máxima expresión. Esta receta mantiene las calorías bajo control envolviendo los camarones en hojas de lechuga romana, en lugar de tortillas, ¡pero el resultado final sigue siendo bueno para chuparse los dedos!

Tiempo de preparación: 10 minutos
Tiempo de cocción: 0 minutos
Calorías: [**220**]

Ingredientes:

160 g de camarones pelados, desvenados y cortados en trozos del tamaño de un bocado

75 g de papaya pelada y cortada en cubos

2 hojas grandes de lechuga romana

2 cucharadas de jugo de limón

2 cucharadas de cilantro fresco - finamente picado

2 cucharadas de cebolletas picadas

2 cucharaditas de pimiento jalapeño finamente picado

1 cucharadita de vinagre balsámico

¼ cucharadita de ajo picado

¼ cucharadita de azúcar morena (opcional)

Método:

Cocine los camarones hirviéndolos o asándolos a la parrilla (dependiendo de su preferencia).

Mezcle los camarones y la papaya en un tazón.

Lavar y secar la lechuga y reservar para más tarde.

Mezclar el resto de los ingredientes en un bol aparte y verter la mezcla sobre la papaya y los camarones.

Mezcle los ingredientes suavemente y asegúrese de que estén biencubiertos.

Divida la mezcla entre las hojas de lechuga, enróllela yarrójela.

Salmón al horno con tomate y champiñones

Esta comida de un plato es rápida de preparar y tiene un toque de sabor. Tíralo todo en un molde para hornear, ponlo en el horno y olvídate de él - ¡ahora es mi tipo de comida!

Tiempo de preparación: 10 minutos

Tiempo de cocción: 30 minutos

Calorías: [**247**]

Ingredientes:

150 gr. de filete de salmón	198 cal.
30g de hojas de espinaca baby	7 cal.
1 cucharada de jugo de limón	4 cal.
50 g de champiñones en rodajas	11 cal.
50 g de tomate en cubos	9 cal.
½ cucharadita de pimienta negra	3 cal.
¼ cucharadita de ajo picado	1 cal.
Aceite antiadherente en aerosol - 2 segundos	14 cal.

Método:

Rocíe un molde para hornear con un poco de spray de

cocina y coloque el salmón con la piel haciaabajo.

Espolvoree el salmón con la pimienta negra parasazonar.

Mezclar el resto de los ingredientes, excepto el zumo de limón, con una cuchara sobre el trozo desalmón.

Exprimir un poco de zumo de limón por encima de todo, luego colocar el molde en el horno y hornear a 180o C durante 30 minutos o hasta que el pescado se desmenuce fácilmente con untenedor.

Acomódese y disfrute -¡excelente!

Salteado de carne en un abrir y cerrar de ojos

Salteado de carne en un abrir y cerrar de ojos

No hay nada mejor que una comida abundante que se pueda preparar rápidamente. No todo el mundo tiene tiempo para almuerzos tranquilos y es entonces cuando terminamos cayendo del tren de la dieta. ¡Con recetas como esta no tendrás que hacer trampas nunca más!

Tiempo de preparación: 10 minutos
Tiempo de cocción: 20 minutos
Calorías: [**239**]

Ingredientes:

58g de filete de solomillo, magro solamente - cortado en tiras	139 cal.
125 ml de caldo de res	9 cal.
40 g de espárragos cortados en trozos	8 cal.
40 g de champiñones en rodajas	9 cal.
40 g de pimiento rojo en juliana	12 cal.
1 cucharada de salsa de soja	8 cal.
1 cucharadita de almidón de maíz	12 cal.
1 cucharadita de aceite de oliva	40 cal.
½ cucharadita de ajo picado	2 cal.

Método:

Batir la salsa de soja, el caldo y el almidón de maíz juntos yreservar.

Calentar el aceite de oliva en una sartén antiadherente y añadir elajo.

Cocine el ajo por 2 minutos a fuego medio-alto y luego agregue las tiras de carne de res y cocine hasta que esténdoradas.

Ahora agregue los vegetales y cocine hasta que estén tiernos ycrujientes.

Ahora vierta sobre la mezcla de caldo y deje quehierva.

Reducir el fuego y dejar cocer a fuego lento durante 10 minutos para que la salsa seespese.

¡Absolutamente delicioso!

*Nota - En su lugar puede asar su carne o a la parrilla, y se reducirá aún más el aporte calórico total a sólo 210 calorías.

Salsa frutal de maíz con aderezo de cítricos

Una versión más frutal y más refrescante de la "Ensalada de maíz y aguacate a la parrilla", ¡seguro que te enamorarás de esta, si no de más! ¡Ligero, bajo en calorías y con una sensación de sabor absoluta! Verduras saladas, combinadas con frutas dulces y marinadas en un aderezo de tres cítricos, ¡sus papilas gustativas se lo agradecerán por días! Rápido y fácil de preparar, este es un verdadero almuerzo para llevar cuando tienes prisa.

Tiempo de preparación: 15 minutos
Tiempo de cocción: 0 minutos
Calorías: [**227**]

Ingredientes:

1 espiga grande de maíz amarillo (118g) - asado a la parrilla y cortado la mazorca

1 melocotón mediano (150g) - pelado, deshuesado y picado

30g de mango picado

60 g de tomate picado

1 cucharada de cebolla roja picada

2 hojas grandes de albahaca - picadas

- 1 cucharada de jugo de limón
- ¼ cucharadita de hojuelas de pimiento rojo
- Una pizca de sal

Método:
Picarlo todo, ponerlo en un tazón ymezclarlo.
¿Qué podría ser másfácil?
¡Delicioso!

CENA de 200 Calorías

Ensalada de carneal estilo asiático

Esta abundante ensalada es la forma perfecta de terminar el día. Suculentas rebanadas de solomillo a la sartén, mezcladas con verduras de ensalada y cubiertas con un aderezo picante. La adición de mango rebanado agrega un dulzor al sabor que es ¡casi imposible de resistir!

Tiempo de preparación: 10 minutos

Tiempo de cocción: 10-15 minutos (dependiendo de cómo le guste el filete)

Calorías: [**237**]

Ingredientes:

58 g de solomillo, sólo magro	139 cal.
50 g de mango cortado en tiras	35 cal.
60 g de verduras para ensalada	16 cal.
¼ cebolla roja (28g) - cortada en rodajas finas	12 cal.
1 cucharadita de cáscara de limón	1 cal.
1 cucharadita de salsa de soja	3 cal.
½ cucharadita de jengibre rallado	3 cal.
½ cucharadita de aceite de oliva	20 cal.
½ cucharadita de semillas de sésamo – tostadas	9 cal.

Jugo de ½ una lima (o aproximadamente 1 cucharada de jugo de lima)   4 cal.

Método:

Caliente el aceite de oliva en una sartén antiadherente a fuego medio-alto y cocine el bistec durante unos 5 minutos por cada lado a fuego medio.

Retire el bistec de la sartén y deje reposar durante 5 minutos, luego corte en tiras.

Mientras tanto, mezcle las verduras de la ensalada con las cebollas y el mango.

En un tazón pequeño, bata el jugo de limón, la cáscara de limón, la salsa de soya y el jengibre juntos y viértalos sobre el tazón de ensaladas verdes, revolviendo suavemente para combinarlos.

Añadir las tiras de bistec y terminar con un poco de semillas de sésamo tostadas.

Sopa cremosa de pollo y arroz

Esta es una versión abundante y más completa de la clásicasopa de crema de pollo. Agregar un poco de arroz integral y papas a la comida sin aumentar demasiado el conteo de calorías. Prepara esto durante media hora, luego siéntate, relájate y bebe la sopa para calentar el estómago.

Tiempo de preparación: 15 minutos
Tiempo de cocción: 20 minutos
 Calorías: [**247**]

Ingredientes:

250 ml de caldo de pollo	10 cal.
30 ml de leche - 2% de grasa (o menos)	15 cal.
60g de pechuga de pollo cortada en cubos	99 calorías.
50 gr. de zanahorias cortadas en dados	20 cal.
50 gr. de patatas cortadas en cubos	39 cal.
1 cucharada de apio picado finamente	1 cal.
1 cucharada de cebolla finamente picada	4 cal.
1 cucharada de arroz integral	43 cal.
½ cucharadita de ajo picado	2 cal.
½ cucharadita de tomillo fresco picado	1 cal.

¼ cucharadita de hojuelas de pimiento rojo	1 cal.
Aceite antiadherente en aerosol - 2 segundos	14 cal.

Método:

Rocíe el fondo de una olla con un poco de spray de cocina y luego caliéntela a fuego medio.

Saltee las cebollas, el ajo y los cubos de pollo hasta que empiecen a dorarse y el pollo esté bien cocido.

Agregue el resto de los ingredientes a la olla, encienda el fuego y lleve la olla a ebullición.

Reduzca el fuego, tape y cocine a fuego lento por 15 minutos o hasta que las verduras estén blandas. Sirva caliente -¡Disfrute!

Arroz con Cilantro y Camarones al Estilo Isleño

Arroz con cilantro y camarones al estilo isleño

Este arroz es tan bueno que ha pasado de ser un acompañamiento a ser la comida principal. Arroz blanco esponjoso combinado con todos los sabores tradicionales de la isla y condimentado con sólo un toque de chile rojo para subir el toque de calor. Esta es una comida que harás una y otra vez.

Tiempo de preparación: 15 minutos
Tiempo de cocción: 15 minutos
Calorías: [**235**]

Ingredientes:

130 g de arroz blanco de grano largo cocido	169 cal.
70 g de piña picada en trozos pequeños	35 cal.
3 camarones medianos (19g) - pelados y desvenados	20 cal.
15g de cilantro fresco y finamente picado	3 cal.
10g de chile rojo - sin semillas y cortado en dados finos	6 cal.
½ cucharada de zumo de lima	2 cal.

Método:

Cocine el arroz, escúrralo y colóquelo en un recipiente.

Mientras el arroz se cocina, cocine los camarones hirviéndolos o asándolos a la parrilla (dependiendo de supreferencia).
Agregue los camarones y el resto de los ingredientes al tazón y mezclebien.
Lo mejor es servirloinmediatamente.
¡Increíble!

*Nota - usted puede cambiar la piña por otras frutas tropicales para un sabor variado cada vez. Tanto el mango como la papaya (o papaya) funcionan muy bien, o se puede agregar un poco de coco desecado o incluso unas cuantas semillas de piñón para obtener algo único y diferente. Sea lo que sea que decida, le garantizamos que se enamorará de este plato. ¡No se olvide de vigilar las calorías!

Sabroso curry de garbanzos

Sabroso curry de garbanzos

Este sabroso plato es maravillosamente aromático con fuertes influencias de Oriente Medio. ¡Muy completo y tan rápido y fácil de preparar que ni siquiera extrañaras la carne! Pero no tome mi palabra, ¡inténtelo!

Tiempo de preparación: 10 minutos
Tiempo de cocción: 30 minutos
Calorías: [235]

Ingredientes:

60 g de tomates picados	11 cal.
50 g de garbanzos escurridos	182 cal.
¼ cebolla (28g) - picada	12 cal.
½ cucharadita de aceite de oliva	20 cal.
½ cucharadita de comino	4 cal.
½ cucharadita de pimentón	3 cal.
¼ cucharadita de jengibre rallado	2 cal.
¼ cucharadita de ajo picado	1 cal.
¼ cucharadita de masala	0 cal.

Método:

Calentar el aceite de oliva en una sartén antiadherente a fuego medio y sofreír las cebollas y el ajo hasta que las cebollas empiecen aablandarse.

Añada las especias y cocine por otros 5 minutos añadiendo un poco de agua si la sartén se secademasiado.

Ahora añadir los garbanzos, tapar y cocinar durante 5 minutos más.

Por último, añada los tomates picados, tape y cocine, revolviendo confrecuencia.

Deje que el curry se cocine a fuego lento durante al menos 10 minutos, pero recuerde que cuanto más tiempo lo deje, más se desarrollan lossabores.

¡Servir inmediatamente y disfrutar - esta comida es de otro mundo!

Pizza   elegante   perfectamente   personalizada

Pizza elegante perfectamente personalizada

Sí, amigos, hasta pueden comer pizza si saben hacer trampa. Esta receta utiliza una pequeña tortilla como base de pizza, cubierta con suculento y jugoso bistec y queso azul. ¡Te costará recordar lo que te gusta de la pizza normal!

Tiempo de preparación: 15 minutos
Tiempo de cocción: 20 minutos
Calorías: [**238**]

Ingredientes:

1 tortilla de maíz (aproximadamente 6" de diámetro o 26 g)	58 cal.
42 g de filete de solomillo	101 cal.
25 g de cebolla en rodajas	11 cal.
25 g de champiñones en rodajas	5 cal.
1 cucharada de queso azul desmenuzado	30 cal.
1 cucharadita de mayonesa baja en grasa	17 cal.
1 cucharadita de rábano picante	2 cal.
Aceite antiadherente en aerosol - 2 segundos	14 cal.

Método:

Rocíe una sartén antiadherente con un poco de spray de cocina y caliéntela a fuegomedio.

Saltee las cebollas y los hongos durante unos 5 minutos, o hasta que empiecen a ablandarse, luego retírelos de la sartén y déjelos a unlado.

Agregue el bistec a la sartén y cocine a su nivel de cocciónpreferido.

Deje reposar el filete durante 5 minutos antes de cortarlo en rodajasfinas.

Mientras tanto, ponga la tortilla en el horno a 200o C durante 3 a 5 minutos para que quede un pococrujiente.

Mezcle el rábano picante con la mayonesa y extiéndala sobre la base de la tortilla, luego cubra con la mezcla de cebolla ychampiñones.

Añadir las lonchas de carne y por último el queso azuldesmenuzado.

Vuelva a colocar la pizza en el horno y hornee durante 5 minutos más o hasta que el queso sederrita.

¡Cortar, servir y ser muy lamentable que usted no puede tener 2!

Quinua y Tomates Secos

Quinua y tomates secos

Este plato es la quintaesencia de la cena en sartén. Es baja en calorías, sabrosa, rellena y súper fácil de preparar. ¿Quién dice que la comida dietética tiene que ser blanda y aburrida?

Tiempo de preparación: 5 minutos
Tiempo de cocción: 20 minutos
Calorías: [**243**]

Ingredientes:

43 g de quinua, sin cocer	158 cal.
20 g de tomates secos cortados en cubos	52 cal.
125 ml de caldo vegetal	10 cal.
½ cucharadita de aceite de oliva	20 cal.
¼ cucharadita de ajo picado	1 cal.
¼ cucharadita de orégano	1 cal.
¼ cucharadita de hojuelas de pimiento rojo	1 cal.

Método:

Agregue la quinua a una cacerola grande y vierta sobre el caldo.

Tapar y llevar a ebullición, luego reducir el fuego y cocinar a fuego lento durante 15 minutos o hasta que todo el líquido se hayaabsorbido.

En otra sartén, calentar el aceite de oliva a fuego medio, añadir el ajo y los tomates secos y saltear durante 2minutos.

Agregue el orégano y el pimiento rojo y revuelva por uno o dos minutosmás.

Cuando la quinua haya absorbido todo el líquido, añada la mezcla de tomate seco, tape y deje reposar durante 5 minutos antes deservir.

¡Comer!YUM!

Lomo de cerdo con una picadilla de manzana y papa

Medallones de solomillo de cerdo a la sartén con un aliño de ajo y salvia cocinado a la perfección y servido con una clásica picada de manzana y papa - ¡ahora es la mejor comida reconfortante a la antigua!

Tiempo de preparación: 10 minutos

Tiempo de cocción: 20 minutos

Calorías: [**247**]

Ingredientes:

75 g de lomo de cerdo, (deshuesado y magro solamente)	145 cal.
60 g de manzana sin corazón, pelada y cortada en cubos	31 cal.
60 g de boniato pelado y cortado en cubos	54 cal.
1 cucharadita de salvia seca	2 cal.
½ cucharadita de ajo en polvo	5 cal.
½ cucharadita de canela	3 cal.
Spray antiadherente para cocinar (1 segundo)	7 cal.

Método:

Colocar las manzanas y las papas en una sartén

antiadherente con un poco de agua y cocinar, tapadas, a fuego medio hasta que estén blandas.

Cuando estén tiernas, retirar la tapa, espolvorear sobre la canela y subir el fuego para dorar la mezcla. Asegúrese de removerlo a menudo para que no se pegue.

Mientras esto se cocina, ponga la parrilla a fuego alto y deje que se caliente durante al menos 10 minutos.

Mezcle la salvia y el ajo en polvo y frótelo en la carne de cerdo.

Coloque el cerdo en una bandeja para asar y cocine hasta que esté dorado por un lado (verifique después de unos 8 minutos). Una vez que esté bien dorado, voltee y cocine el otro lado.

Servir el cerdo con el picadillo de manzana a un lado.

¡Absolutamente divino!

Vieiras a la sartén con guisantes y cuscús de cítricos

Vieiras a la sartén cocidas a la perfección y acompañadas de un sabroso cuscús de guisantes con sutiles toques de cítricos = ¡totalmente deliciosas! Este plato es increíble - ¡ya estáis avisados!

Tiempo de preparación: 5 minutos
Tiempo de cocción: 15 minutos
Calorías: [**236**]

Ingredientes:

85 g de vieiras	95 cal.
40 g de guisantes - cortados a la mitad	17 cal.
26 g de cuscús (crudo)	94 cal.
1 cucharadita de cáscara de naranja	2 cal.
1 cucharadita de condimento italiano	0 cal.
Una pizca de pimienta	0 cal.
Sal al gusto	0 cal.
Spray antiadherente para cocinar (4 segundos)	28 cal.

Método:

Cocine el cuscús de acuerdo con las instrucciones del

paquete y déjelo a unlado.

Rocíe un poco de aceite de cocina antiadherente (durante 2 segundos) en una sartén antiadherente a fuego medio-alto. Añada las vieiras y cocine hasta que estén opacas y doradas (aproximadamente 2 minutos por cada lado). Deje a unlado.

Rocíe un poco de aceite en aerosol antiadherente (2 segundos) en una sartén antiadherente y agregue los guisantes, aproximadamente 1 cucharada de agua y la cáscara denaranja.

Cocine hasta que los guisantes se ablanden y añada el cuscús a la sartén y mézclelo todo. Añade tu condimento italiano.

Servir las vieiras con el sabroso plato de cuscús a un lado. ¡Tan sabroso!

DESAYUNO con menos de 300 calorías

Tostadas francesas con un toque afrutado

Tostadas francesas con centro sorpresa - ¡ahora es un desayuno del que vale la pena hablar! ¡Crujientes y deliciosas tostadas francesas rellenas de arándanos frescos hacen que esta sea una comida que definitivamente no se puede perder! Muy adictivo - ¡considérate advertido!

Tiempo de preparación: 15 minutos
Tiempo de cocción: 15 minutos
Calorías: [**278**]

Ingredientes:

1 rebanada gruesa de pan francés o Sourdough (1 3/4" de grosor)	185 cal.
1 clara de huevo	16 cal.
48g de arándanos	27 cal.
2 cucharaditas de miel cruda	43 cal.
Spray antiadherente para cocinar (1 segundo)	7 cal.

Método:

Coloque los arándanos en un recipiente y vierta sobre la miel, teniendo cuidado de que toda la fruta esté biencubierta.

Con mucho cuidado, corte un agujero horizontalmente en la rebanada de pan con un cuchillo afilado.

Rellene suavemente el agujero con los arándanos recubiertos de miel, teniendo cuidado de no romper el pan.

Bata la clara de huevo en un plato poco profundo y sumerja el pan relleno en él, asegurándose de que ambos lados del pan estén cubiertos de huevo.

Ahora rocíe una sartén antiadherente con un poco de spray de cocina y caliéntela a fuego medio.

Cocine el pan hasta que se dore por ambos lados, teniendo cuidado al voltear el pan tostado para que las bayas no se caigan.

¡Servir inmediatamente!

Bonanza de huevo, col rizada y tocino para el desayuno

Desayuno de huevo, col rizada y tocino Bonanza

Las yemas de huevo Dippy rebosan toda la col rizada y el tocino crujiente cuando abres el panecillo perfectamente tostado, ¡un gran comienzo para cualquier día! Cortar, rezumar, ñam, ¡repetir!

Tiempo de preparación: 10 minutos
Tiempo de cocción: 15 minutos
Calorías: [**295**]

Ingredientes:

1 panecillo de hamburguesa (el mejor es el de trigo entero) - tostado	120 cal.
54 g de col rizada en rodajas finas	27 cal.
1 rebanada de tocino de pavo extra magro (16g)	21 cal.
1 huevo grande (50g)	72 cal.
¼ cucharadita de ajo picado	1 cal.
¼ cucharadita de pimentón	2 cal.
½ cucharada de mayonesa (opcional)	45 cal.
Aceite antiadherente en aerosol - 1 segundo	7 cal.

Método:

Cocine el tocino en una sartén antiadherente a fuego

medio hasta que esté muycrujiente.

Ponga el tocino a un lado en una toalla de papel y reserve los goteos detocino.

Añada el ajo y la col rizada a la sartén en la que cocinó el tocino y cocine a fuego medio- alto hasta que la col rizada estétierna.

Cortar el panecillo por la mitad y colocar la col rizada en la mitad inferior del panecillo y encima con eltocino.

Rocíe el aceite antiadherente en aerosol y cocine el huevo hasta que la clara esté lista, pero la yema aún estéblanda.

Colocar el huevo sobre el tocino y espolvorearlo con un poco de pimentón y luego cubrirlo con la otra mitad delpanecillo.

¡Cortar el panecillo por la mitad, ver la piscina de yema en el plato y devorar!

¡Ni siquiera te juzgaré si no llegas a la mesa del comedor paracomer!

*Nota - Si tienes restos de papas fritas de col rizada (para las cuales puedes encontrar la receta en mi anterior libro de dietas 5:2), ¡entonces funcionan aún *mejor* con esta receta!

Scones de canela con vainilla para solteras

CONCLUSIÓN

¡Y eso es todo, amigos! ¡Tan fácil como el proverbio! Si está buscando un régimen alimenticio hecho a la medida, hecho a la medida, que encaje a la perfección en su vida, ¡usted acaba de ganar el premio gordo! Estadietateinvitaatomarresponsabilidadportus alud,pesoyvidaytedalalibertaddeelegir alimentos saludables y sensatos todos los días (mientras te permite esos días tan necesarios de indulgencia). Y la cereza absoluta en la parte superior es que usted no se ve forzado o se espera que aguante el hambre interminable que es característica de la mayoría de las otras dietas reducidas en calorías.Sinopuededisfrutardeloqueestácomiendo,su sdíasdedietaestáncontados.Ladietarápida tienelongevidadypuedeseguirsealargoplazoconfacilid adporquesetratamásbiendecrearcambios en el estilo de vida más saludables. Su objetivo principal es desarrollar un equilibrio en su vida y una relación saludable con los alimentos. Entonces, ¿a qué estás esperando? ¡Es hora de cosechar los beneficios de la buena salud y descubrir un adelgazador más liviano!

Parte 2

Introducción

¡La dieta 5:2 puede revolucionar tu manera de pensar sobre la pérdida de peso y los regímenes alimenticios!

Al contrario de la creencia popular, hacer seis comidas pequeñas al día puede ser más perjudicial que de ayuda, de acuerdo con el fundador de la dieta 5:2, el Dr. Michel Mosley.

La dieta 5:2 se enfoca en el ayuno intermitente como vehículo para la pérdida de peso y para aumentar la longevidad. Puedes comer todo lo que quieras cinco días a la semana y en dos días no consecutivos hacer un ayudo modificado, reduciendo tu ingesta de calorías a un cuarto de las que normalmente consumes.

Aunque la dieta en sí es relativamente nueva, el concepto de ayuno ya tiene cerca de 20 años de investigación. La dieta 5:2 nos enseña que si permites a tu cuerpo descansar y dejar de comer por mas de 6-8 horas, comenzará a repararse a sí mismo y, del mismo modo, activará mecanismos de quema de grasa que te ayudarán a perder peso.

La investigación científica que se ha hecho sobre el ayuno intermitente ha revelado resultados extraordinarios relacionados con una expectativa de vida mayor, una mejor salud y mayor pérdida de peso. En la actualidad, los científicos continúan investigando los beneficios del ayuno intermitente para la pérdida de peso, prevención de enfermedades y mayor longevidad.

Este libro va a enseñarte los pros y contras de la dieta 5:2: ¿Qué es? ¿Porqué la crearon? ¿Cómo puedes adecuarla de manera exitosa a tu vida? ¿Cómo perder peso y mantenerte saludable? Y ¿Cómo mantener tu peso ideal y una excelente salud? También incluye recetas sencillas y rápidas de 30 MINUTOS para hacer tus días de ayuno más sencillos.

Capítulo 1 - ¿Qué es la Dieta 5:2?

La dieta 5:2 o dieta del ayuno es un acercamiento único al régimen alimenticio que emplea el ayuno intermitente para promover la pérdida de peso y una buena salud. Se popularizó en 2012 por el Dr. Michael Mosley, un periodista, productor y presentador de la televisión británica.

A pesar de que la dieta 5:2 es relativamente nueva, el concepto de ayuno y el estudio de sus beneficios en el cuerpo humano no lo son. Algunos de los más importantes científicos del mundo han estudiado los enormes beneficios del ayuno a la salud por más de 20 años.

La dieta 5:2 es única, ya que desafía nuestro entendimiento sobre cuál es la manera correcta de llevar un régimen alimenticio. Es muy común, para mantener un estilo de vida saludable y para perder peso de la manera correcta, comer regularmente (seis pequeñas comidas al día), evitar estar hambriento, consumir alimentos bajos en grasa y hacer mínimo 30 minutos de ejercicio al día.

Por otro lado, la dieta 5:2 dice que:

*Ayuna dos días no consecutivos de la semana, disminuyendo la ingesta de calorías a cerca de un cuarto de la cantidad normal que consumes (500 calorías para mujeres, 600 calorías para hombres).

*Come lo que quieras 5 días a la semana.

*Realiza ejercicios de alta intensidad durante 10 minutos, tres veces a la semana, así como algo de entrenamiento con pesas.

¿Porqué funciona la dieta 5:2?

El cuerpo humano está diseñado para ayunar.

Los seres humanos evolucionaron cuando el ayuno y la hambruna eran lo de costumbre, Hace miles de años, comer tres o cuatro veces al día era algo que nunca se veía. En ese entonces, la gente mataba algo, se lo comía y no volvía a comer hasta que iban a cazar su siguiente comida.

Este periodo intermedio sin comer causaba que el cuerpo se estresara a nivel celular, pero era un tipo de estrés beneficioso que, de hecho, hacía que el cuerpo entrara en un modo de reparación y mantenimiento que lo volvía más saludable y fuerte. Para la ciencia, esto se conoce como hormesis.

Este proceso es similar a lo que pasa cuando haces ejercicio. Los músculos se desgarran y estresan cuando te ejercitas, pero cuando te recuperas, te recuperas mucho más fuerte que antes de que empezarás tu ejercicio.

Consumes menos calorías

La dieta 5:2 funciona ya que consumes solo un cuarto de tu ingesta regular diaria de calorías dos días a la semana. De acuerdo con la física, esto significa que perderías cerca de una libra de grasa a la semana.

Normalmente, parecerá que has perdido más que eso porque también perderás agua al principio. Mientras continúes con la dieta 5:2, puedes esperar seguir perdiendo alrededor de una libra de grasa a la semana sin perder musculatura.

No es tu típica "dieta"

La dieta 5:2 funciona porque no involucra el miedo

usual a la dietas al saber que no podrás comer lo que realmente quieres.

Debido a que la dieta 5:2 te permite comer esa barra de chocolate si realmente quieres hacerlo, en realidad aprendes de tus tentaciones. Además, aprender a comer excelentes fuentes de proteína y vegetales en <u>días de ayuno</u> puede ayudarte a desear alimentos saludables más a menudo.

Rutinas de ejercicio más intensas maximizan tus esfuerzos

La efectividad de las rutinas de ejercicio intensas es un nuevo campo de estudio en desarrollo. Los científicos están cambiando la perspectiva actual del ejercicio, probando que solo con diez minutos de rutinas de alta intensidad, tres veces a la semana puede hacer una enorme diferencia.

Combinar un entrenamiento de alta intensidad con la dieta 5:2 y entrenamiento de pesas impulsará tus esfuerzos.

No hay nada complicado en ello

La dieta 5:2 es un plan sencillo y fácil de implementar que no involucra reglas incómodas y prolongadas, conteo calórico monótono o privación.

Es un estilo de vida

La dieta 5:2 te ayudará a perder peso, pero los beneficios a largo plazo harán que quieras quedarte en ella. La dieta 5:2 disminuye el riesgo de un número de enfermedades incluyendo, problemas del corazón, cáncer y diabetes.

Capítulo 2-¿Porqué fue creada la dieta 5:2?

El Dr. Michael Mosley, un británico (no ejerciente) físico general, fue el creador de la dieta 5:2. Originalmente Mosley estudió medicina con la intención de convertirse en psiquiatra, pero cerca de la graduación cambió su enfoque hacia la televisión.

Entonces produjo varios programas sobre ciencia para la BBC que trataban un amplio rango de temas, desde la neurociencia hasta la pérdida de peso. Mosley es bien conocido por sus programas que se enfocan en la medicina y biología, particularmente por su serie sobre en el funcionamiento del cuerpo humano, *dentro del cuerpo humano.*

En 1995, la Asociación Médica Británica nombró al Dr. Michael Mosley Periodista Médico del Año.

En el 2012, el Dr. Mosley apareció en el documental de la BBC 2 Horizon *Come, ayuna y vive más*, el cual tuvo una enorme respuesta a nivel mundial. Después de ese año a él se le dio el crédito por popularizar la dieta 5:2.

¿Porqué el Dr. Mosley creó la dieta 5:2?

Dos años antes de la popularización de la dieta 5:2, Mosley fue a ver a su doctor para un chequeo de rutina e inesperadamente lo diagnosticaron con diabetes, debido al extremadamente alto nivel de azúcar en su sangre. También le dijeron que sus niveles de colesterol eran muy altos y que tenía síndrome metabólico.

Aunque por fuera no parecía sufrir de sobrepeso, era obeso por dentro, por la grasa visceral. La grasa visceral se acumula en la cavidad abdominal (estómago) alrededor de órganos internos importantes como el páncreas, hígado e intestinos. Puede incrementar gravemente el desarrollo de enfermedades cardiacas y diabetes.

El doctor de Mosley quería que comenzará a tomar medicamentos para tratar su enfermedad, pero Mosley se negó porque estaba interesado en ver si había una manera de curar su condición de forma natural. Poco después de que comenzar ainvestigar métodos alternativos para curarse, se topó con el concepto de ayuno intermitente.

Con gran interés en la auto experimentación y en probar los métodos de dietas que parecían estar fuera de lugar, él y el editor de la parte científica de la BBCHorizon acordaron hacer un filme, en el que probarían el ayuno intermitente en él mismo para ver si podría mejorar su salud.

Al principio intentó con los consejos regulares sobre dieta que le enseñaron cuando estudiaba medicina, pero no tuvieron un impacto significativo en su salud. Entonces empezó una dieta de restricción calórica que involucraba ingerir una pequeña porción de calorías cada día. Personalmente, este plan le resultó muy difícil y casi imposible de mantener.

Entonces comenzó con el ayuno intermitente y empezó a explorar varios métodos para llevarlo a cabo. Algunos de ellos involucraban ayunar 24 horas o más. Otros, implicaban ingerir una comida baja en calorías cada dos días.

Mosley encontró que la mayoría de los métodos de ayuno intermitente eran muy difíciles de seguir física, psicológica y socialmente, así que se decidió a concebir su propio método de ayuno intermitente.

La *dieta de ayuno 5:2* que Mosley desarrolló se basa en un numero de distintos métodos de ayuno intermitente.

Eligió ayunar en lunes o jueves porque se inspiró del profeta Mohammed quien le dijo a sus seguidores que no solo ayunaran mensualmente por el Ramadán, sino que también disminuyeran su ingesta de calorías por dos días a la semana, específicamente lunes y jueves.

Se apegó a lo que definió como dieta 5:2 por cerca de 3 meses y perdió alrededor de 20 libras de grasa. Su grasa corporal bajo del 28% al 20%, la glucosa en su sangre volvió a niveles normales, su colesterol bajó y la presión sanguínea mejoró.

Su programa *Come, ayuna, vive más* que documentó sus experiencias mientras cambiaba su salud se trasmitió en el verano de 2012. Fue extremadamente bien recibido e inmediatamente comenzó a popularizarse la dieta 5:2 en todo el mundo.

Capítulo 3 -¿Porqué el ayuno es tan efectivo para la pérdida de peso?

EL Dr. Mosley se ha puesto el ambicioso objetivo de vivir más años permaneciendo joven y manteniendo un peso saludable. Cree que el ayuno es la clave para lograrlo. Pero ¿por qué ayunar?

Los científicos han estado estudiando el envejecimiento y la longevidad por décadas. En los Estados Unidos, su investigación ha relacionado la longevidad con los alimentos. Lo que es particularmente interesante es que han descubierto que no solo se trata sobre lo que comes, sino cuando comes también.

Durante los años más fuertes de la depresión entre 1929 y 1933, el alimento era extremadamente escaso. Se esperaba que la expectativa de vida disminuyera como resultado de la falta de alimento, pero no fue así. Sorpresivamente, la expectativa de vida se incrementó 6 años durante ese periodo.

En los 30s, nutricionistas de la Universidad Cornell estudiaron los efectos del ayuno en animales. Descubrieron que reduciendo significativamente la cantidad de alimentos que tenían permitido comer, fueron capaces de vivir mucho más tiempo.

Entonces, ¿podría esto ser verdad también para los humanos?

¿Por qué funciona la restricción calórica?

Hoy en día, ocho años después, la ciencia finalmente comienza a revelar pruebas convincentes de que existe una fuerte correlación entre el ayuno y la longevidad. Los científicos apenas están comenzando a entender que tan poderoso puede ser el ayuno.

El Dr. Luigi Fontana, un profesor investigador de medicina en la Universidad de Washington ha pasado cerca de 10 años estudiando un grupo de personas a las que se refiere como **CRON**ies(por sus siglas en inglés) o lo que se puede traducir como Restricción Calórica con Nutrición Optima, quienes restringen duramente su ingesta de calorías diariamente. Y, ha descubierto que estas personas son extremadamente saludables, delgados y viven más que el promedio de las personas.

El objetivo del Dr. Fontana es entender como puede la gente vivir más sin desarrollar enfermedades que amenacen su vida, como cáncer, enfermedades del corazón, diabetes, etc. Él ha declarado que "La restricción calórica sin una malnutrición es extremadamente poderosa porque puede detener el envejecimiento y prevenir muchas enfermedades crónicas".

La investigación del Dr. Fontana en organismos desde hongos hasta monos ha probado que una reducción del 25-30 por ciento podría incrementar la esperanza de vida en un 50 por ciento y prevenir enfermedades.

De acuerdo con Joseph Cordell, un entusiasta del grupo de los CRONies, la restricción calórica funciona porque tu cuerpo no tiene que trabajar tanto cuando comes menos. Cuando le das menos alimento a tu cuerpo, rápidamente reconoce que los recursos son bajos y por lo tanto reasigna la energía de otras áreas hacia la supervivencia…. lo que es, contrario a la creencia popular, algo beneficioso.

Cando alguien comienza una [dieta de restricción calórica](), el Dr. Luigi Fontana comienza por reducir lentamente su ingesta de calorías de un 5 a un 10 por ciento. Le hace ver al paciente que lo que come es muy importante y le instruye para que obtenga la mayoría de sus calorías de vegetales, frutas, plantas y nueces.

La restricción calórica permite que tu cuerpo trabaje de forma más eficiente. No empuja al cuerpo a trabajar más duro de lo que tiene que hacerlo. El Dr. Fontana dice que esta es la clave del porqué los animales que llevan una dieta de restricción calórica viven más tiempo.

Ayuno y pérdida de peso

No solo es sobre lo que comes, sino sobre cuando comes

El ayuno intermitente se trata sobre organizar en qué momento comes tus alimentos para permitirte hacer periodos de ayuno. A tu cuerpo le toma alrededor de 6-8 horas metabolizar los depósitos de glucógeno. Solo es después de ese periodo de tiempo que tu cuerpo comienza la quema de grasa. Si sigues comiendo bocadillos durante ese periodo de tiempo, el glucógeno se mantiene reabastecido. Eso hace que sea difícil para tu cuerpo quemar la grasa, porque permanece en un ciclo constante de crearla y almacenarla.

A la fecha, uno de los mejores estudios que apoya los beneficios del [ayuno intermitente]() se publicó en 2012 por el biólogo Satchidananda Panda y sus compañeros investigadores en el Laboratorio de Biología Reguladora de Salk.

Ellos tomaron dos grupos de ratones y alimentaron

cada grupo con una dieta alta en calorías y grasas. La única diferencia entre cada grupo era en que momento se les permitía comer. A un grupo se le permitió probar comida todo el día y toda la noche. El otro grupo solo se le permitió comer durante un periodo de ocho horas en la noche.

Los resultados del estudio mostraron que ambos grupos de ratones consumieron la misma cantidad de calorías pero el grupo al que se le había limitado el acceso al alimento permaneció delgado y saludable y no mostró signos de inflamación crónica o niveles altos de azúcar en la sangre, mientras que el grupo que tuvo acceso ilimitado al alimento ganó mucho peso y desarrollaron muchos problemas de salud, como colesterol alto, hígado graso, niveles altos de azúcar en la sangre y problemas metabólicos.

Lo que significa para los humanos que tu cuerpo se puede beneficiar de tomarse un descanso y no comer. Comer de forma constante puede provocar el aumento de peso y agotamiento metabólico. Los investigadores sugieren que incluso el tener comidas regulares sin picotear entre ellas puede ayudar a prevenir enfermedades metabólicas y aumento de peso. Concluyeron su estudio con la premisa de que "La restricción de alimento por un periodo de tiempo es una estrategia no farmacológica contra la obesidad y enfermedades asociadas a ella".

La idea equivocada más común sobre ayuno y pérdida de peso

Pregunta a cualquier entrenador fitness, doctor o quien sea que trabaje en la industria de la salud cuál es la forma óptima de [comer para perder peso](#)y todos te dirán que comer tres veces al día e ingerir pequeños refrigerios entre comidas. Probablemente también te advertirán que no permitas quedarte hambriento porque el hambre pondrá a tu cuerpo en un estado de inanición y harás que almacene grasa.

La industria de los bocadillos, la comunidad médica y las dietas de moda defienden la idea de comer frecuentemente y no dejarte sentir hambre. La razón detrás de esto es que si no permites sentirte hambriento entonces habrá menos posibilidades de que te excedas comiendo debido al deseo intenso de satisfacer tu hambre.

Sin embargo, el problema con esto es que, para muchos, comer refrigerios constantes en realidad hace que coman en exceso.

El ayuno parece ser muy radical y fuera de este mundo que esta casado con la idea de comer regularmente para evitar el hambre. La dieta 5:2 considera a nuestros ancestros como prueba de que el ayuno complementa las funciones naturales del cuerpo humano. Nuestros antepasados no comían de forma regular. Ellos cazaban, mataban, comían y entonces tenían un periodo de escasez antes de comer nuevamente.

La razón de que nuestros cuerpos reaccionen bien al ayuno intermitente es porque evolucionamos y nos adaptamos a miles de años de festines y hambrunas. Nuestros cuerpos trabajan mejor con lo que están más familiarizados.

Al igual que los ratones en el experimento del laboratorio de Salk, que estaban en régimen de festines y de hambruna, se mantuvieron delgados, nosotros también podemos mantenernos delgados con una alimentación restringida a cierto tiempo.

Ayuno y longevidad

El Dr. Michael Mosley dijo que "El ayuno no es sobre tratar de vivir 140 años, sino sobre mantenerse saludable tanto como puedas".

La investigación científica mostró una correlación significativa entre el ayuno y la longevidad. La mayoría de las investigaciones se han llevado a cabo en animales, pero también se han hecho estudios recientes en humanos. Es un campo de estudio en crecimiento mientras los científicos sigan estudiando los efectos del ayuno en el envejecimiento y la longevidad en las personas.

Los beneficios del ayuno y longevidad basados en estudios científicos

Disminuye los niveles de IGF-1 y ayuda a la reparación celular

IGF-1 significa, por sus siglas en inglés Insulin-likeGrowthFactor (Factor de Crecimiento Insulinoide). Cuando tiene niveles altos de IGF-1, una proteína que produce el hígado, entonces tienes un gran riesgo de desarrollar muchas enfermedades relacionadas con la edad como cáncer de próstata, mama y colorrectal. Bajos niveles de IGF-1 reducen esos riesgos.

Los científicos han aprendido por sus estudios en ratones que una dieta de restricción calórica provoca que los niveles de IGF-1 disminuyan y se mantengan bajos incluso después de que pusieron a los ratones de nuevo en una dieta normal.

El profesor Valter Longo es un experto en envejecimiento y estudia los mecanismos que lo controlan. Uno de sus estudios sobre ayuno y longevidad involucró dos ratones. Uno era grande y tenía niveles normales de crecimiento de la hormona IGF-1 y el otro ratón era pequeño y genéticamente modificado para tener niveles muy bajos de IGF-1. El ratón grande tuvo una expectativa de vida de 2 años mientras que el pequeño tuvo una expectativa de vida de alrededor de un 40% mayor.

En términos humanos eso podría significar que el ratón pequeño vivió 30-40 años más que el ratón grande.

No solo el ratón pequeño vivió más, sino que también tuvo una vida más saludable casi sin riesgo de cáncer o diabetes. Pero ¿Por qué pasó esto?

IGF-1 hace que las células se dividan constantemente. Cuando la IGF-1 baja sus niveles, el cuerpo ralentiza la producción de nuevas células y se enfoca en reparar las existentes. Por lo tanto, es más probable que se repare el daño al ADN. Por eso los ratones no fueron propensos a las enfermedades relacionadas con la edad.

Longo ha descubierto que comer mucha proteína provoca que las células se bloqueen en modo "impulsado" donde las células crecen demasiado rápido para que el daño se repare de manera eficiente.

Para bajar los niveles de IGF-1 puedes comer menos y consumir menos proteína, pero normalmente eso no es suficiente. Otra manera más efectiva para bajar los niveles de IGF-1 es a través de ayuno. Episodios regulares de ayuno pueden bajar de forma exitosa los niveles de IGF-1.

En el caso del Dr. Mosley, un ayuno de 3 días y 4 noches redujo sus niveles de IGF-1 en un 50%.

El ayuno permite descansar al páncreas

Cuando le permites descansar a tu páncreas, maximiza su eficiencia de la insulina que produce en respuesta a los altos niveles de glucosa en la sangre. Cuando se inicia un incremento de la sensibilidad a la insulina, se reducirá el riesgo de sufrir diabetes, obesidad, enfermedades del corazón y desórdenes cognitivos.

El ayuno retrasa el inicio del Alzheimer, demencia y pérdida de memoria

El profesor Mark Mattson del Instituto Nacional sobre Envejecimiento es un líder experto en el envejecimiento del cerebro. Dirigió un estudio en ratones donde los puso en una dieta de hambruna y ayuno, la cual llamó restricción intermitente de energía Descubrió que los ratones vivieron mucho más, un equivalente de alrededor de 30 años en humanos, antes de experimentar problemas de memoria.

Cuando examinó los cerebros de los ratones en ayuno, encontró que se habían formado un tipo de nuevas células, lo que sugería que los períodos de ayuno desencadenaban el crecimiento de nuevas neuronas.

De acuerdo con la investigación de Mattson, el ayuno estresa al cerebro de una forma muy similar a la que el ejercicio estresa al cuerpo. El ejercicio vuelve más fuerte al cuerpo por medio del estrés que le provoca. El ayuno vuelve al cerebro más fuerte debido al estrés que le provoca, permitiendo así, que permanezca en forma por más tiempo.

Estos solo son algunos ejemplos de cómo la investigación científica ha comenzado a descubrir los beneficios del ayuno en la longevidad. Las pruebas científicas también mostraron una correlación positiva entre el ayuno y la inflamación crónica, asma, regeneración de células madre, eczemas y otras enfermedades.

El ayuno intermitente ayuda a oxidar grasa

La oxidación de la grasa es el proceso mediante el que nuestro cuerpo almacena grasa y la usa como energía o aislamiento térmico. Las grasas o lípidos se almacenan en grandes moléculas y después se usan como energía. Cuando incorporamos el ayuno intermitente, estamos incrementando nuestros factores de metabolismo mientras reducimos el riesgo de obesidad y mejoramos nuestra resistencia a la insulina. También existen pruebas que muestran que beber té verde puede incrementar nuestra reacción metabólica y ayudar a nuestros cuerpos a luchar en contra del exceso de grasa.

El ayuno intermitente mejora nuestra salud en general y previene enfermedades

El ayuno intermitente puede ayudarte a reducir tu peso corporal y mejorar los niveles de colesterol y triglicéridos. También puede prevenir cáncer, diabetes, enfermedades del corazón, presión arterial alta, inflamación crónica y derrames cerebrales.

Capítulo 4-¿Cómo funciona la Dieta 5:2?

La dieta 5:2 es de restricción calórica e incluye un ayuno intermitente y modificado. Cinco días a la semana puedes comer lo que quieras (días de alimentación) y por dos días haces un ayuno modificado (días de ayuno). Los dos días de ayuno modificado no se deben ser consecutivos.

Nota: Si quieres comprometerte con la dieta 5:2, asegúrate de visitar primero a tu doctor porque hay algunas personas a las que el ayuno les puede perjudicar; como a las mujeres embarazadas, personas con problemas en su sistema inmunológico, aquellos ya están bajos de peso, niños, adolescentes y gente con antecedentes de desórdenes alimenticios. La gente que padece de diabetes tipo 2 también debería consultar a su doctor, ya que la dieta 5:2 puede ayudarles, pero debe hacerse bajo supervisión médica.

Días de ayuno

Antes de que comiences con la dieta 5:2 necesitas decidir cuales serán tus días no consecutivos que quieres designar como días de ayuno. Estos días incluirás un ayuno modificado donde reducirás tu ingesta de calorías a alrededor de un cuarto de las que consumes normalmente en un día.

Las mujeres tienen permitido consumir 500 calorías en días de ayuno

Los hombres tienen permitido consumir 600 calorías en días de ayuno

El Dr. Michael Mosley eligió ayunar en lunes y jueves. Estratégicamente eligió días entre semana en que tenía menos posibilidades de pensar en comida,

En sus días de ayuno, normalmente dividía sus calorías permitidas entre el desayuno y la cena. Desayunaba alrededor de las 7:30 am, un par de huevos revueltos y una rebanada de jamón, cerca de 300 calorías.

A lo largo del día bebía mucha agua, té y café negros hasta la noche.

A las 7:30pm comía otras 300 calorías que consistían en muchos vegetales frescos y una rebanada de salmón. Al hacerun ayuno modificado, permitía que su cuerpo tuviera aproximadamente dos periodos de ayuno de 12 horas en un día de 24 horas. Según Mosley, está es la forma más sencilla y adecuada de hacer ayuno modificado en tus días de ayuno.

Puedes ajustar tus comidas en estos díasa lo que te funcione mejor de acuerdo con tu horario, pero hay estudios que han demostrado que un periodo de ayuno más prolongado puede ser más efectivo que dividir tus 500 o 600 calorías en un par de comidas y pequeños refrigerios entre ellas.

*Nota:*Ayunar por periodos prolongados de tiempo (más de 12-14 horas) puede ser perjudicial para tu salud y solo debería hacerse bajo supervisión médica. Pequeñas ráfagas de ayuno intermitente, como las sugiere la dieta 5:2 son ideales y, de hecho, complementan tu salud. Ten cuidado de no sobrepasarte con el ayuno. Solo haz lo recomendado en la dieta 5:2.

Días de alimentación

Durante cinco días de la dieta tienes permitido comer lo que quieras. Aquí es donde la mayoría de las personas comienzan a cuestionarse la efectividad de la dieta 5:2. ¿Por qué? Porque no parece razonable que puedas comer lo que quieras y aun así perder peso, ¿no?

La Dr. Krista Varady, profesora asociada de nutrición en la Universidad de Illinois ha realizado algunas investigaciones sobre días de ayuno alternados en humanos. Su método de <u>días de ayuno</u> alternados consiste en un día de ayuno, uno de alimentación, uno de ayuno y otro de alimentación. Los días de ayuno sugieren consumir una dieta de 500 calorías (600 calorías para hombres) cada dos días a la semana.

Gracias a su investigación ha encontrado que tan pronto como te apegues a las calorías recomendadas en los días de ayuno, puedes literalmente comer cualquier cosa que quieras los días de alimentación.

En uno de sus estudios compara dos grupos de personas en el método de días de ayuno alternados. Un grupo comía alimentos altos en grasas en los días de alimentación y el otro grupo comía alimentos bajos en grasas en sus días de alimentación. Ella esperaba ver mejorar resultados en la salud de la gente que comió alimentos bajos en grasas, pero sorpresivamente observó la misma disminución en LDL colesterol (colesterol malo), triglicéridos y presión sanguínea en ambos grupos. Esto quiere decir que, en términos de riesgo de sufrir enfermedades cardiovasculares, no importa si comes alimentos altos o bajos en grasas.

Otro hecho que sorprendió a Varady sobre el estudio fue que después de los días de ayuno la gente rara vez se sobrepasaba en sus días de alimentación.

Mi cuenta calórica diaria.

Capítulo 5 -¿Qué comer en días de ayuno?

Cuando estés pensando en qué comer en los días de ayuno hay dos cosas clave que querrás recordar:

Elige alimentos que se mantengan dentro de 500 o 600 calorías asignadas

Elige alimentos que te mantengan satisfecho por más tiempo

<u>Alimentos con un bajo índice glucémico</u> te ayudarán a mantener un conteo bajo de calorías en los días de ayuno y los alimentos que contengan algo de proteína te ayudarán a sentirte satisfecho por más tiempo.

¿Cómo funciona el índice glucémico?

Los carbohidratos no están restringidos en la dieta 5:2, pero si consumes los equivocados harás que tu nivel de azúcar en la sangre incremente y te sentirás hambriento muy rápido.

Para determinar qué carbohidratos no son adecuados es bueno mirar el índice glucémico. Los alimentos en el índice glucémico solo se relacionan con los carbohidratos. No existe relación con la proteína o grasas.

En el índice glucémico (IG) cada alimentos recibe una puntuación de 100. Una puntuaciónbaja significa que ese alimento en particular no causará un incremento en el azúcar de la sangre.

La cantidad que comas de cierto tipo de alimento determinará la cantidad de glucosa que obtengas de ese alimento. Por esta razón, también existe otro tipo de medición llamada carga glucémica (CG).

Normalmente querrás evitar alimentos que tengan un

índice glucémico arriba de 50 o una carga glucémica arriba de 20.

Aquí hay un link para una tabla del índice y carga glucémicos en línea.

[Tabla de IG y CG](#)

Algunas sugerencias:

Elige pescado y pollo. Limita las carnes rojas.

Elige atún, camarones, tofu y otra proteína vegetal.

Elige nueces, semillas, legumbres.

Elige huevos. Siempre son una gran elección.

Elige verduras de hoja verde y muchos vegetales con bajo IG.

Capítulo 6 –Once consejos rápidos que te ayudarán a tener éxito con la dieta 5:2

Estos once consejos rápidos te ayudarán a maximizar tu pérdida de peso y tus esfuerzos de ayuno en la dieta 5:2. Si eres cuidadoso en apegarte a lo que se recomienda en la dieta 5:2 así como en tu régimen de alimentos en los días de ayuno, deberías comenzar a ver resultados.

*Nota:*El Dr. Michael Mosley dijo "aunque la dieta 5:2 ha funcionado para mí, eso no significa que funcionará para todos. Necesitan hacerse más estudios en humanos para probar su efectividad".

Sin embargo, los estudios en animales y humanos han mostrado resultados muy positivos sobre el ayuno, pérdida de peso y longevidad, pero la investigación aún está en etapas muy tempranas. La ciencia necesitará seguir estudiando los efectos del ayuno en humanos para probar de manera sólida su efectividad.

Consejo 1 –Registra tu peso actual y tu IMC

Peso

Consigue una libreta y registra tu viaje a través de la 5:2. Primero, registra tu peso actual. Si no tienes una báscula digital, consigue una. Necesitas ver las libras y onzas cuando te peses tú mismo.

Durante la dieta, pésate una vez a la semana en la mañana después de tu día de ayuno. No comas nada antes de que te peses. Mantén el registro de tu peso en la libreta. Trata de no obsesionarte con el número. Puedes haber perdido algunas onzas una semana y entonces solo una o dos la siguiente. No le des tanta importancia. Solo registra el número y mantente firme en la dieta.

También te puede ser de ayuda registrar lo que comes en los días de ayuno. Anotar lo que comes y tener un registro visual de tu apego a las calorías asignadas en tus días de ayuno puede ser muy motivador. Incluso puedes recompensarte con una estampa por tus días de ayuno exitosos.

IMC

El **Í**ndice de **M**asa **C**orporal toma tu peso y altura para medir tu grasa corporal con relación a ellos.

El Instituto Nacional de Corazón, los Pulmones y la Sangre tiene una útil calculadora de IMC en línea que puedes usar para medir tu índice de masa corporal. Puedes ingresar aquí:

Calculadora del índice de Masa Corporal

La calculadora de IMC no toma en cuenta la edad o el tipo de cuerpo, así que si quieres saber cual es tu IMC ideal debes ir con tu doctor o tu entrenador. También puedes darte una idea de tu IMC ideal en este sitio web:

Mi IMC ideal

Consejo 2 – Elimina la comida chatarra

Antes de que empieces la dieta 5:2, elimina cualquier tipo de comida que pueda hacer tus días de ayuno más difíciles de lo que necesitan ser. Es verdad que puedes comer lo que quieras durante cinco días a la semana, pero seamos honestos, si estás tratando de ayunar, ¿no será un poco más difícil si sabes que hay un montón de golosinas en el cuarto de al lado que te están tentando?

Para algunos, esto no será un problema porque estarán bien sabiendo que podrán comer golosinas mañana, después de su día de ayuno. Si no estás contento con esto, elimina la comida chatarra para que no vayas a caer en la tentación.

Consejo 3 – Aprende a contar calorías

Lo grandioso de la dieta 5:2 es que no necesitas contar calorías a diario, solo dos días a la semana en tus días de ayuno si quieres.

Esta calculadora puede ayudarte con tu ingesta de calorías en los días de ayuno:

Calculadora de calorías

Puedes hacer las cosas más sencillas si consigues el libro de cocina para la dieta 5:2 que tiene recetas de menos de 500 calorías para ti. De esa manera no tendrás que contar calorías del todo. Mi libro de cocina dieta de ayuno 5:2 puede ayudarte con eso. La información nutrimental está incluida con cada receta.

Consejo 4 – Planea tus alimentos para el día de ayuno

La dieta 5:2 requiere que seas organizado respecto a tus días de ayuno. Necesitarás planear lo que vas a comer antes de que llegué ese día. Si no tienes un libro de recetas de la dieta 5:2 entonces tendrás que contar las calorías de lo que sea que planees comer, de tal forma que permanezcas dentro de tu límite de calorías. Si dejas esta tarea para el día de tu ayuno, fácilmente puedes comer de más de lo que está permitido simplemente porque eres propenso a comer lo que sea que pongan frente a ti. Para estar seguro, prepárate con anticipación.

Consejo 5 – Haz una lista de alimentos bajos en

calorías y ponla en tu refrigerador

Haz una lista de alimentos que tengan menos de 100, menos de 50 y menos de 25 calorías. Pega la lista en tu refrigerador, de tal modo que, si te quedas corto con tus calorías en tu día de ayuno, puedes ir a la lista y elegir un alimento bajo en calorías que te permita seguir dentro de tu cuenta calórica diaria.

Consejo 6 – Bebe mucha agua

Convierte el agua en tu mejor amiga en los días de ayuno. Beber mucha agua y mantenerse hidratado en importante en cualquier dieta. El agua puede ayudar a disminuir el hambre ya que te da la impresión de estar lleno. También puede ayudar a prevenir mareos en tus días de ayuno.

Consejo 7 – Que tus días mas ocupados sean tus días de ayuno

La mejor manera de ayunar es olvidar que estás ayunando. Si tienes un par de días a la semana en los que estás muy ocupado, conviértelos en tus días de ayuno. Tal vez tu horario de trabajo requiera que trabajes más o más duro en ciertos días. Si los convierte en tus días de ayuno será más probable que ni siquiera sepas que estás ayunando además de que las horas pasaran más rápido porque estás muy ocupado.

Mientras mantengas tu mente ocupada en algo más que comida estarás bien. Si no trabajas, organiza tus días de ayuno para incluir varias actividades. Haz un día de compras, día de limpieza, arregla cosas de la casa o haz mandados. Lo que sea funcionará mientras te mantengas ocupado.

Consejo 8 –Haz que tu cena en el día de ayuno sea tu

objetivo

Si sigues un horario para comer en el día de ayuno como el Dr. Mosley, desayunarás en la mañana y cenarás aproximadamente 12 horas después de eso. Así que, si la cena es tu segunda comida del día, ¿por qué no convertirla en tu objetivo?

Lo grandioso acerca del ayuno modificado es que, de hecho, puedes comer en un día de ayuno. Si han pasado 5 horas desde que desayunaste y comienzas a sentirte hambriento, no te enfoques en el hambre. En lugar de eso, mira el lado positivo. ¡Has ayunado exitosamente por 5 horas! ¡Empieza a beber más agua y enfócate en llegar a las 6 horas, luego 7, 8, hasta que tu objetivo final sea la cena! Pensar en que tan orgulloso estás de ti mismo te ayudará a completar tu objetivo. Haz de ese sentimiento tu motivación.

Si alguna vez has salido a correr, entenderás bien este principio. Sí, tus músculos podrían estar ardiendo y gritándote que te detengas, pero estás decidido a llegar al próximo poste de luz. Luego, cuando llegues, tendrás como objetivo el siguiente poste y así sucesivamente, con el objetivo final de completar tu carrera sin detenerte.

Consejo 9 – Consigue un amigo para hacer la dieta 5:2

Si eres capaz de compartir tu travesía en la dieta 5:2 con alguien más, lo disfrutarás más y te ayudará a mantenerte motivado en el camino. Solo con saber que tu amigo está ayunando al mismo tiempo que tú puede ayudarte a facilitar el martirio de hacerlo solo. Además, serán capaces de apoyarse entre ustedes y mantenerse en el camino de sus días de ayuno.

Platicar de sus experiencias, compartir recetas o hablar sobre ideas de comidas para sus días de ayuno puede ayudar a mantenerlos firmes. Hay algo poderoso acerca de dos personas con metas en común que trabajan juntas para lograrlas.

Si no puedes encontrar un amigo para hacer la dieta 5:2, usa tu cuaderno y registra todo tanto como puedas sobre lo que comes, tu peso, como te sientes en tus días de ayuno, etc.

Consejo 10 –Sé un comedor consciente

En los días de ayuno sé consciente de los alimentos que estás comiendo. Disfruta el sabor y disfruta cada mordida. Agradece por los alimentos que tienes permitido comer esa día y cuando termines de comer, acepta conscientemente tu ayuno como una gran oportunidad de mejorar tu salud.

Si ves el ayuno de la manera correcta, con un espíritu consciente no será una carga para ti. Incluso puedes usar tus días de ayuno como una oportunidad para practicar mindfulness.

Para muchos, ayunar es un acto de fe. Los católicos ayunan durante la Cuaresma, los judíos en el Yom Kipur, los cristianos ortodoxos griegos ayunan durante 180 días al año, los musulmanes ayunan durante el Ramadán y los budistas ayunan en la luna llena y la luna nueva de cada mes lunar. El ayuno como acto de fe implica el sacrificio, pero se hace con el espíritu correcto.

Si estás interesado en aprender más sobre el mindfulness, te recomendaría ampliamente el libro best-seller de Yesenia Chavan, Mindfulness para

<u>principiantes</u> en Amazon. Te dirá exactamente como practicar mindfulness.

Consejo 11 – Disfruta tus días de alimentación

Usa tus días de alimentación como motivación para tus días de ayuno. Solo porque tengas que restringir tus calorías hoy, no significa que tengas que hacerlo mañana.

Disfruta tus días de alimentación. Como lo que quieras. Ama cada bocado de los alimentos que vayas a comer. Usa tus días de alimentación como recompensa por tus días de ayuno. No te dejes sentir culpable por lo que comes. ¡Solo disfrútalo!

Capítulo 7 - ¿Qué esperar de la dieta 5:2?

Para tener éxito en un plan de dieta es importante saber lo que podrías experimentar durante el proceso. Si sabes que esperar, es más probable que permanezcas apegado cuando las cosas se pongan duras porque sabrás que todo eso es normal.

Puedes esperar perder una libra a la semana

Normalmente puedes esperar perder una libra a la semana en la dieta 5:2. Al principio será parte grasa y parte agua. El promedio de pérdida de peso será de una libra a la semana, a veces solo unas onzas y otras veces un poco más de una libra.

Puedes esperar que tu cuerpo comience a cambiar

Con unas semanas dentro de la dieta 5:2 tu IMC bajará y comenzarás a desarrollar masa muscular magra. La glucosa en tu sangre, IGF-1 y colesterol deberían mejorar sus niveles en un par de semanas.

Tus preferencias alimenticias cambiarán

Aunque tienes permitido comer lo que quieras por cinco días a la semana, hay algo que le ocurre a la mayoría de los que practican el ayuno intermitente... sus preferencia alimenticias cambian. Comienzan a preferir vegetales y frutas en lugar de una rebanada de pastel. Eligen cortes de carne magra y cambian las bebidas con alto contenido de azúcar por agua.

Tus porciones se harán más pequeñas

El ayuno intermitente te entrena de forma inadvertida a reconocer los tamaños de porciones que son demasiado grandes. Los porciones que solías comer antes de la dieta 5:2 de repente te parecerán enormes.

Tus días de ayuno te habrán enseñado a restringir tu alimentación y eso es lo que te permite ver las cosas de otra forma cuando se trata de tamaño de porciones.

Le tomará algo de tiempo a tu cuerpo adaptarse al ayuno

Si nunca has ayunado, te tomará algo de tiempo adaptarte. La gente que practica el ayuno intermitente a menudo dice que se vuelve más sencillo entre más lo hagas.

Si nunca habías contado calorías, puede volverse un reto al principio. Usar recetas 5:2 bajas en calorías para planear tus comidas en los días de ayuno será tu mejor herramienta cuando comiences, ya que las calorías de cada receta ya se han calculado.

Aprenderás a lidiar con el hambre

Cuando sientas hambre en días de ayuno, intenta recordar que tu cuerpo está diseñado para soportar un estado de hambruna. Es un tipo de estrés bueno para tu cuerpo.

Los ataques de hambre pueden ser agresivos y persistentes, pero se detendrán poco a poco. Cuando ayunas de forma intermitente, las hormonas del hambre, conocidas comoniveles ghrelina, comienzan a normalizarse, reduciendo la sensación de hambre. Esto promueve las hormonas del crecimiento humano o HGH. Las HGH es el proceso que detiene el envejecimiento y tiene un papel importante en la salud y el fitness. Promueve el desarrollo muscular mientras acelera tu metabolismo, lo que causa pérdida de peso.

Al principio puede ser difícil olvidar tu hambre, pero entre más ayunes, será más fácil de olvidar.

Aprenderás a no confundir el hambre con otras emociones

No siempre comemos porque estamos hambrientos. Comemos cuando estamos aburridos, cuando estamos postergando algo, cuando tenemos miedo, necesitamos confort, cuando vemos una película o disfrutamos la compañía de otros.

Si experimentas una gran urgencia por comer que no está relacionada con el hambre, trata de salir a caminar o correr, toma un baño, bebe té o café, lee o involúcrate en cualquier otra actividad que haga olvidarte de tu aburrimiento o cualquier otra sensación.

Aprenderás como tomar el control de tu cuerpo

Ayunar se trata de autocontrol. Si siempre has dejado que tu cuerpo obtenga todo lo que quiere entonces se comportará como un niño mimado cuando no le des lo que desea. Necesitas tomar el control. ¿Realmente quieres que tu cuerpo sea el que mande o quieres tomar todo el control?

Con algo de disciplina y autocontrol serás capaz de entrenar tu cuerpo para hacer lo que tú quieras que haga. Aprenderá tus reglas. Solo dale algo de tiempo.

Aprenderás el poder de tener un objetivo

¿Cuál es el peso que deseas tener?

¿Cuándo quieres alcanzar tu peso ideal?

¿Por qué quieres perder peso?

¿Cómo te sentirás cuando logres tu peso objetivo?

¿Cuáles son tus objetivos para la salud?

¿Por qué necesitas mejorar tu salud?

¿Cómo te ayudará esta dieta a alcanzar tus objetivos de

salud?

Estas son algunas preguntas que necesitas contestar antes de comenzar la dieta 5:2 ya que serán tu empuje definitivo a lo largo de esta dieta. Cuando sepas lo que quieres y lo quieras lo suficiente entonces tendrás la voluntad de hacer lo que sea para conseguirlo.

Aprenderás a evitar provocaciones

Evita reuniones sociales los días de ayuno. Por lo general sirven comida, así que, si no quieres caer en la tentación, mantente alejado.

Si sueles quedarte despierto hasta tarde y comer un refrigerio entonces considera irte a la cama temprano los días de ayuno.

Si otras personas en tu casa no están haciendo la dieta, ve a caminar, a correr o a hacer algo de trabajo de oficina mientras ellos cocinan o comen. De esta manera no te permitirás caer en la tentación por el olor o por ver la comida.

Usa el sentido común cuando se trata de evitar provocaciones. No te pongas a propósito en un lugar donde serás tentado a romper tu ayuno.

Capítulo 8 –La Dieta 5:2 y el entrenamiento de alta intensidad

"Creo que hemos obtenido suficiente información para ser capaces de recomendar breves periodos de ejercicios de alta intensidad como una alternativa segura al entrenamiento convencional, quitando la 'barrera de tiempo' como excusa para no ejercitarnos".
Dr. Michael Mosley

El ejercicio maximizará los esfuerzos de la dieta 5:2. Cuando elijas que tipo de ejercicio puedes hacer durante la dieta 5:2 considera cuales son los que más disfrutas y cuánto tiempo tienes para hacerlo.

La Dr. Krista Varady probó la efectividad de los días de dieta alternados y el ejercicio en cuatro grupos de personas para ver si el ejercicio haría que la gente perdiera más peso mientras ayunaban. Su estudió reveló que combinar el ejercicio con ayuno, hizo que los participantes perdieran más peso que solo ayunando.

Sin embargo, el problema con el ejercicio es la cantidad de tiempo que toma. Es un lastre gigante para muchas personas porque sus horarios no les permiten ejercitarse tanto como quisieran. Si tienes tiempo para hacer ejercicio, hazlo por todos los medios, pero si tu tiempo es limitado tal vez querrías considerar el entrenamiento de alta intensidad, (HIT, por sus siglas en inglés).

¿Por qué es tan especial el entrenamiento de alta intensidad?

El Dr. Mosley, en un esfuerzo por encontrar una manera de hacer ejercicio que complementara bien en su estilo de vida (en cuanto al tiempo) y le diera todos los beneficios de un entrenamiento largo, descubrió el HIT.

Le presentaron a Jamie Timmons, profesor de Medicina de Precisión en la Universidad Kings en Londres quien ha pasado años investigando los beneficios del entrenamiento de alta intensidad. Timmons cree que solo con unos pocos minutos de entrenamiento de alta intensidad a la semana podrían mejorar su condición aeróbica y metabólica.

El Dr. Mosley quería probar el HIT él mismo para ver qué tan efectivo era, así que se tomó algunos estudios de sangre y luego comenzó con el programa de HIT que le recomendó Timmons.

Mosley empezaría usando una bicicleta fija lentamente por dos minutos, entonces incrementaría su resistencia tanto como pudiera y comenzaría a pedalear al máximo de su esfuerzo por veinte segundos para finalmente bajar la velocidad una vez más por dos minutos.

Después de dos minutos de pedalear a baja intensidad debía retomar la velocidad una vez más al 100% de su capacidad y luego bajarla nuevamente por dos minutos. Tenía que repetir este proceso una vez más para un total de un minuto de entrenamiento de alta intensidad (3 x 20 segundos).

Timmons le dijo a Mosley que hiciera el mismo ejercicio tres veces a la semana (para un total de alrededor de 10 minutos de entrenamiento de alta intensidad a la semana) y repetirlo por cuatro semanas.

Después de cuatro semanas, el HIT había tenido un efecto positivo en la sensibilidad de Mosley a la insulina.

Otros que habían hecho el mismo tipo de entrenamiento con la dieta 5:2 han reportado una pérdida de peso significativa, una mejora en sus niveles de colesterol, niveles más bajos de IGF-1 y mejorado sus niveles de insulina en ayuno.

Hoy en día, Mosley combina HIT tres veces a la semana con ejercicios de fuerza y flexibilidad. Su libro Ejercicio Rápido explica la efectividad del HIT a detalle.

Capítulo 9 -¿Cómo mantener tu peso ideal?

El Dr. Mosley perdió originalmente 20 libras de grasa en su primera dieta 5:2 en 2012. No quería seguir perdiendo peso así que se cambió de la dieta 5:2 a una 6:1 para mantener su peso ideal.

La dieta 6:1 significa que continúa reduciendo su ingesta de calorías a un cuarto de su consumo diario (600 calorías) solo un día a la semana en lugar de dos. De esa manera no seguiría perdiendo peso y se mantendría en su peso ideal.

Combinó esto con el HIT y entrenamiento de pesas y ha sido capaz de mantener su peso ideal hasta hoy.

Cuando alcances tu peso ideal puedes hacer lo mismo que el Dr. Mosley y cambiar a una dieta 6:1 combinada con ejercicio. Esto debería permitirte mantener tu peso ideal.

Capítulo 10 –Recetas de 30 MINUTOS para los días de ayuno con menos de 500 calorías

Recetas de 30 minutos para desayunar en los días de ayuno

"La función del ayuno esproporcionar al cuerpo el ambiente ideal para completar su proceso de sanación"
Joel Fuhrman, M.D.

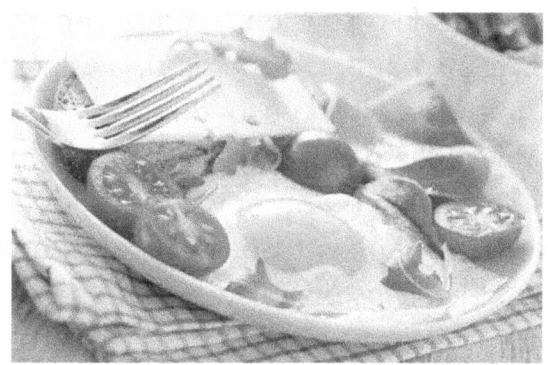

Tomate y Calabacín horneado con Huevos y albahaca.

196 calorías por porción

Porciones 2

Ingredientes

Huevos...2
Calabacín...2 grandes, picado en trozos
Tomate Cherry...200 gramos, cortados a la mitad
Ajo...2 dientes, machacados
Aceite de oliva...1 cucharada
Albahaca fresca...1/2 taza picada, para acompañar
Sal y pimienta

Instrucciones

Calienta el aceite de oliva en un sartén antiadherente y agrega el calabacín. Fríe por alrededor de 5 minutos hasta que el calabacín este suave. Agrega los tomates, ajo, sal, pimienta y mézclalos. Cocina por unos minutos. Haz dos bolsas en la mezcla y rompe los huevos dentro ellas. Cubre el sartén y cocina hasta que los huevos estén listos, alrededor de 3 minutos.
Cubre con albahaca fresca y sirve.

Información Nutrimental

Calorías...196
Carbohidratos...7 gramos
Proteína... 12 gramos
Grasa...13 gramos
Fibra...3 gramos
Azúcar...6 gramos
Sal...0.25 gramos

Hongo Portobello y Nido de Espinacas con Huevo

127 calorías por porción
Porciones 4

Ingredientes

Hongo Portobello...4 grandes
Hojas de espinaca...200 gramos
Tomates...8 cortados a la mitad
Huevos...4
Ajo...3 dientes, picados
Aceite de oliva...2 cucharadas
Sal y pimienta

Instrucciones

Precalienta el horno a 200 grados

Coloca los hongos y tomatesen cuatro platos aptos para el horno. Divide los ajos y el condimento paralos platos, entonces rocía con el aceite de oliva y sazonar con sal y pimienta. Hornea por 10 minutos.

Coloca la espinaca en un colador y vierte agua caliente encima para sofreír las hojas. Exprime el exceso de agua y agrega la espinaca a cada uno de los cuatro platos.

Has un nido en la mezcla de cada plato y rompe los huevos dentro de ellos. Método al horno nuevamente y cocínalo por 8 minutos. Sirve.

Información Nutrimental

Calorías...127
Carbohidratos...5 gramos
Proteína... 9 gramos
Grasa...8 gramos
Fibra...3 gramos

Azúcar...5 gramos
Sal...0.4 gramos

Crema de plátano y fresa con canela

266 calorías por porción

Porciones 4

Ingredientes

Gachas de avena...100 gramos

Leche descremada...450 ml

Plátanos...3 rebanados

Fresas...400 gramos

Yogur natural sin grasa...150 gramos

Canela...1 cucharada, además de algo extra para acompañar

Azúcar... 4 cucharadas

Instrucciones

En una olla mediana mezcla la canela, las gachas de avena, la leche descremada y la mitad de los plátanos. Mezcla y ponlo a hervir. Cocina a fuego lento por 5minutos mezclando constantemente.

Divide la mezcla en cuatro tazones y encima coloca las fresas, el resto de los plátanos, el yogur y la canela. Sirve.

Información Nutrimental

Calorías...266

Carbohidratos...53 gramos

Proteína... 12 gramos

Grasa...2 gramos

Fibra...5 gramos

Azúcar...34 gramos

Sal...0.24 gramos

Pimientos Rojos Asados, Alcachofas y Soufflé de Albahaca

275 calorías por porción

Porciones 4

Ingredientes

Corazones de alcachofas...3/4 de taza escurridos y picados
Pimientos rojos asados...1 taza, escurridos y picados
Queso parmesano...50 gramos
Albahaca fresca...4 cucharadas, picada
Huevos...5 – con la clara y la yema separadas
Huevos completos...2
Mantequilla...1 cucharada
Aceite de oliva...1 cucharada
Sal y pimienta

Instrucciones

Prepara el horno para asar.
Bate las yemas y los dos huevos enteros en un tazón.
Usa una batidora eléctrica para batir las claras en un tazón aparte.
Agrega las claras a las yemas y mézclalas con cuidado. Dobla en la albahaca, el pimiento y alcachofa, la mitad del queso, sal y pimienta.
Calienta la mantequilla y el aceite en un sartén a fuego medio. Agrega la mezcla de huevos y extiéndela de manera uniforme. Cocina hasta que esté ligeramente dorado por debajo.
Espolvorea el queso restante encima y coloca el sartén debajo del asador y cocina por alrededor de dos minutos Corta el omelette en porciones para servir.

Información Nutrimental
Calorías...275
Carbohidratos...2 gramos
Proteína... 19 gramos
Grasa...21 gramos
Fibra...1 gramo
Azúcar...1 gramo
Sal...1.01 gramos

RicottaFrittata de Espinacas y Calabacín

211 calorías por porción

Porciones 4

Ingredientes

Calabacín...350 gramos, en rebanadas

Hojas de espinaca...bolsa de 200 gramos

Queso Ricotta (requesón)...125 gramos

Huevos...6

Cebolla amarilla...1 rebanada

Hojuelas de chile rojo seco...1 cucharada

Aceite de oliva...1 cucharada

Sal

Instrucciones

Calienta el aceite y la cebolla en un gran sartén para freír. Cuando la cebolla esté suave, agrega las hojuelas de chile y el calabacín. Cocínalo por 5 minutos.

Pon la espinaca en un colador y vierte agua hirviendo para hacerla suave. Escurre el exceso de agua y esparce la espinaca en el sartén. Cúbrelo con queso ricota.

Programa el horno para asar. Bate los huevos y sazonar con sal. Vierte los huevos en el sartén y cocina hasta que los huevos estén parcialmente hechos.

Coloca la mezcla dehuevos en el horno para asar y cocina. Sirve

Información nutrimental

Calorías...211

Carbohidratos...6 gramos

Proteína... 15 gramos

Grasa...15 gramos

Fibra...3 gramos

Azúcar...5 gramos

Sal...0.5 gramos

Ensalada Mañanera de Toronja y Pistacho

107 calorías por porción

Porciones 2

Ingredientes

Toronja rosa...1

Toronja blanca...1

Pistachos...1 cucharada

Néctar de agave...1 cucharada grande

Instrucciones

Divide lo gajos de cada toronja. Ponlos en dos tazones y cúbrelos con los pistachos y el néctar de agave.

Información Nutrimental

Calorías...107

Carbohidratos...21 gramos

Proteína... 2 gramos

Grasa...1 gramo

Fibra...2 gramos

Azúcar...12 gramos

Sal...0 gramos

Tomates secos y Omelette de queso Feta

266 calorías por porción

Porciones 1

Ingredientes

Tomates secos…1 frasco, picados
Queso Feta… 25 gramos, desmenuzado
Huevos…2, batidos
Aceite de oliva…1 cucharada
Sal y pimienta

Instrucciones

Calienta el aceite de oliva en un sartén. Bate los huevos en un tazón con sal y pimienta y agrega la mezcla al sartén. Mueve todo hasta cubrir la superficie.

Cuando los huevos estén parcialmente hechos, vierte los tomates y la feta en una mitad del omelette. Dóblalo. Cocina por otro minuto y sirve.

Información Nutrimental

Calorías…266
Carbohidratos…5 gramos
Proteína… 18 gramos
Grasa…20 gramos
Fibra…1 gramos
Azúcar…4 gramos
Sal…1.8 gramos

Recetas de 30 minutos para la cena en días de ayuno
"Ayuno para mejorar mi eficiencia física y mental"
Platón

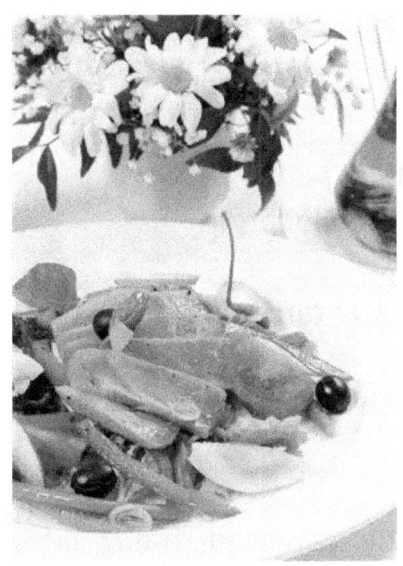

Cangrejo y aguacate salado

429 calorías por porción

Porciones 4

Ingredientes

Carne de cangrejo...450 gramos (mezcle carne oscura y carne blanca)
Tomates cherry...12
Aguacate...1 cortado a lo largo
Nata...150ml
Hojas de rúcula...110 gramos, lavadas
Jugo de 1 limón
Aceite de oliva...3 cucharadas
Sal

Instrucciones

Mezcla la carne de cangrejo, nata, sal y el jugo de medio limón hasta que se haga una pasta. Ponlo a un lado

Combina la rúcula, aguacate y tomates en un tazón grande. Vierte el jugo de la otra mitad de limón sobre la ensalada junto con el aceite de oliva.

Emplata la ensalada y coloca encima la mezcla de la carne de cangrejo. Sirve.

Información Nutrimental

Calorías...419
Carbohidratos...48 gramos
Proteína... 25 gramos
Grasa...34 gramos
Fibra...3 gramos
Azúcar...2 gramos
Sal...1.24 gramos

Salmón asiático y Broccoli al horno
310 calorías por porción
Porciones 4
Ingredientes
Filetes de Salmón...4 con piel
Broccoli...1 cabeza, solo los floretes
Cebollín...1 puñado pequeño
Salsa de soya baja en sodio...2cucharadas
Jugo de ½ limón...parte la otra mitad en dos para acompañar
Instrucciones
Precalienta el horno a 200 grados. Coloca el salmón en una fuente de horno. Deja espacio entre cada filete.
Acomoda el brócolien la fuente del horno a lo largo del salmón. Esparce el jugo de limón sobre el salmón y el brócoli y agrega los cuartos de limón a la fuente del horno.
Cúbrelos con la mitad de los cebollines y ponle unas gotas de aceite deoliva. Cocínalo en el horno por 15 minutos.
Sácalo del horno y rocíalo con la salsa de soya entonces regrésalo al horno por otros 4 minutos. Agrega los cebollines restantes. Sirve.
Información Nutrimental
Calorías...310
Carbohidratos...3 gramos
Proteína... 35 gramos
Grasa...17 gramos
Fibra...4 gramos
Azúcar...3 gramos
Sal...1.6 gramos

Crema de hierbas frescas y pollo
298 calorías por porción
Porciones 5
Ingredientes
Muslos de pollo sin piel ni hueso...750 gramos, cortados en pedazos grandes
Nata...175 gramos, semigraso
Vinagre de sidra de manzana...400 ml
Perejil fresco...1/3 de taza, picado
Tomillo fresco...1 cucharada, hojas picadas
Mostaza integral...2 cucharadas
Cebollas amarillas...2 rodajas
Ajo...3 dientes
Aceite de oliva...1 cucharada
Brócoli al vapor para acompañar
Sal y pimienta
Instrucciones
Calienta el aceite en un sartén (que tenga tapa). Cocina el pollo por 3 minutos de cada lado hasta que esté dorado. Quítalo del sartén con un cuchara ranurada y agrega las cebollas y el ajo. Cocina por 3 minutos. Agrega el vinagre y dejar hervir. Regresa el pollo al sartén. Tápalo y hiérvelo a fuego lento por 10 minutos.
Retira la tapa y agrega la mostaza, la crema fresca y las hierbas. Hiérvelo a fuego lento y sazónalo con sal y pimienta. Sirve con brócoli al vapor.
Información Nutrimental
Calorías...298
Carbohidratos...8 gramos
Proteína... 34 gramos
Grasa...12 gramos

Fibra...2 gramos
Azúcar...6 gramos
Sal...0.6 gramos

Filete Dulce con Salsa de Barbacoa

358 calorías por porción

Porciones 4

Ingredientes

Filetes de cordero o ternera...4
Cebolla blanca...1 picada
Salsa Worcesteshire...3 cucharadas
Vinagre de vino tinto...2 cucharadas
Azúcar morena...2 cucharadas
Cátsup...150 ml
Aceite de girasol...6 cucharadas
Sal y pimienta

Instrucciones

Calienta un sartén con aceite a fuego medio. Cepilla los filetes con 3 cucharadas de aceite y sazona con sal y pimienta por ambos lados. Colócalos en un sartén y cocina hasta que estén tiernos. Para hacer la salsa, calienta el aceite restante en un sartén y agrega la cebolla. Cocina hasta que esté suave. Agrega todos los ingredientes restantes y cocina a fuego lento por 5 minutos. Emplata los filetes y sírvelos con salsa rociada por encima.

Información Nutrimental

Calorías...358
Carbohidratos...23 gramos
Proteína...38 gramos
Grasa...14 gramos
Fibra...1 gramo
Azúcar...21 gramos
Sal...2.13 gramos

Fajitas de Langostinos con Salsa de Aguacate Cremosa

320 calorías por porción

Porciones 2

Ingredientes

Langostinos grandes crudos...225 gramos
Crema agría...1 cucharada colmada
Aguacate...1 bien picado
Pimiento rojo...1sin semillas y rebanado
Cilantro...1 manojo pequeño picado
Ajo...6 dientes, machacados
Chile rojo...1 sin semillas y picado
Jugo de 2 limas
Lima...1 en gajos para servir
Tortillas de trigo entero...4
Aceite de oliva...1 cucharada
Un gran puñado de hojas de ensalada para servir
Sal...al gusto

Instrucciones

Mezcla la mitad del ajo, la mitad del jugo delima, medio chile, mitad del cilantro y sal en un tazón. Agrega los langostinos y mezcla.

Coloca el aguacate, sal, el chile, ajo, jugo de lima restantes y la crema agría juntos en un procesador de comida. Agrega el cilantro restante.

Calienta el aceite en un sartén y cocina el pimiento rojo hasta que este tierno. Añade los langostinos y fríe durante 1 minuto de cada lado.

Divide la mezcla de langostinos y pimientos rojos entre las cuatro tortillas.Enrolla las tortillas con la mezcla y sirve con las hojas de ensalada y la crema de aguacate. Incluye gajos de la lima al lado.

Información Nutrimental
Calorías...320
Carbohidratos...8 gramos
Proteína... 23 gramos
Grasa...22 gramos
Fibra...5 gramos
Azúcar...6 gramos
Sal...0.6 gramos

Curry de Piña con Albóndigas de Pavo

258 calorías por porción

Porciones 4

Ingredientes

Carne molida de pavo...1 libra

Trozos de piña en jugo...432 gramos escurridos, guardar el jugo

Pasta de Korma (curry suave) ...4 cucharadas

Leche de coco baja en grasa...400 ml

Cilantro...1 manojo pequeño, picado

Almendras...6 cucharadas trituradas

Cebolla amarilla 1, picada

Jengibre fresco...2 pulgadas, rallado

Ajo...2 dientes

Aceite vegetal...1 cucharada

Arroz Basmati...para acompañar

Sal y pimienta

Instrucciones

Colar las piñas y guardar el jugo. Del jugo guardado, mantener 2 cucharadas por separado.

Sazona el pavo molido con sal y pimienta y dale forma de mini albóndigas.

Calienta el aceite en un sartén y añade las albóndigas. Cocina hasta que se doren.

En un procesador de alimentos, mezcla el ajo, el jengibre, la cebolla, el cilantro y el jugo de piña.

Mueve las albóndigas a un lado del sartén y agrega la mezcla de ajo. Cocina hasta que estén suaves. Agrega la pasta de Korma y mezcla con las albóndigas. Agrega las almendras molidas, los trozos de piña, la leche de coco, 2 cucharadas de jugo de piña que guardaste, sal y pimienta. Cocina fuego lento sin tapar durante 10 minutos hasta que se espese un poco.

Sirve.

Información Nutrimental

Calorías...258

Carbohidratos...7 gramos

Proteína... 35 gramos

Grasa...11 gramos

Fibra...2 gramos

Azúcar...5 gramos

Sal...0.88 gramos

Filete con Salsa de Hierbas Picantes

303 calorías por porción

Porciones 2

Ingredientes

Filetes de solomillo…2, 125 gramos cada uno
Perejil fresco…1 manojo pequeño, picado
Chalote…1 picado
Ajo…2 dientes
Jugo de ½ limón
Vinagre de vino tinto…2 cucharadas
Orégano…1/2 cucharadita seco
Hojuelas de chile…1/2 cucharadita
Aceite de oliva…3 cucharadas
Papas fritas y ensalada para acompañar
Sal y pimienta

Instrucciones

Mezcla el orégano, el ajo, las hojuelas de chile, el chalote, el perejil, el jugo de limón, el vinagre de vino tinto y el aceite de oliva en un procesador de alimentos.

Vierte el aceite restante en los filetes y sazona con sal y pimienta. Calentar un sartén y cocinar los filetes durante 2 minutos por lado. Retirar del sartén y dejar reposar los filetes.

Cubre los filetes con la mezcla de orégano, ajo. Servir.

Información Nutrimental

Calorías…303
Carbohidratos…1 gramo
Proteína… 30 gramos
Grasa…20 gramos

Fibra...1 gramo
Azúcar...1 gramo
Sal...0.3 gramos

Filetes de Puerco y Frutas

304 calorías por porción

Porciones 4

Ingredientes

Filetes de lomo de cerdo deshuesados... 4 sin grasa
Caldo de pollo... 200 ml
Polvo chino de cinco especias... 2 cucharaditas
Manzanas rojas... 4 sin corazón y en cubitos.
Gelatina De Grosella Roja...2 cucharadas
Vinagre de vino tinto... 1 cucharada
Cebolla roja... 1 cortada en gajos.
Aceite de girasol... 4 cucharadas

Instrucciones

Sazona los filetes de cerdo con el polvo chino de cinco especias.

Calienta 2 cucharadas de aceite en un sartén. Freír la carne de cerdo durante 3 minutos por lado hasta que se dore. Pásala a un plato.

Calienta el aceite restante junto con los gajos de cebolla durante unos 2 minutos. Agrega las manzanas y cocina por 3 minutos. Añade la gelatina, el vinagre de vino tinto y el caldo de pollo. Deja hervir y cocina a fuego lento sin tapar durante 8 minutos hasta que la salsa esté viscosa. Coloca la carne de cerdo en la salsa glaseando cada parte.

Información Nutrimental

Calorías...304
Carbohidratos...25 gramos
Proteína... 33 gramos
Grasa...9 gramos

Fibra...38 gramo
Azúcar...24 gramo
Sal...0.79 gramos

Conclusión

¡Felicidades por haber terminado el libro!

Desde que tomé la decisión de perder peso y ser más saludable, ha sido mi deseo más sincero el compartir lo que he aprendido con otros. Pongo mi corazón en cada libro y hago mi mayor esfuerzo para ayudarte a transformar tu salud y vida para mejor.

www.ingramcontent.com/pod-product-compliance
Lightning Source LLC
Chambersburg PA
CBHW072000070526
44583CB00015B/1267